PERSPECTIVAS EN MEDICINA:

Evaluación del síndrome de burnout en el personal médico de urgencias de Atención Primaria

© **PERSPECTIVAS EN MEDICINA:** Evaluación del síndrome de burnout en el personal médico de urgencias de Atención Primaria

© Andrés Fernando Rojas Gutiérrez, Cristina Espuche Jiménez, María Espuche Jiménez, Rosa María Fernández Martínez, Inmaculada Torres Fernández, Ana María Reche Rodríguez

ISBN Libro en papel: 978-84-685-8491-1
ISBN eBook en PDF: 978-84-685-8492-8
1ª EDICION

Septiembre 2024

Impreso en España
Editado por Asociación Murciana de Desarrollo Profesional de las Profesiones Sanitarias

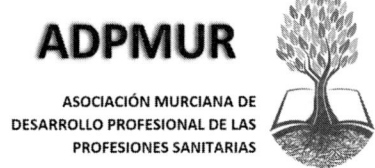

ADPMUR

ASOCIACIÓN MURCIANA DE
DESARROLLO PROFESIONAL DE LAS
PROFESIONES SANITARIAS

9 788468 584911

Autores:

Andrés Fernando Rojas Gutiérrez

- Graduado en Medicina en la Universidad de la Sabana, Bogotá, Colombia
- Médico Especialista en Medicina Familiar y Comunitaria
- Máster en Dirección y Gestión Sanitaria en la Universidad de la Rioja
- Máster en Prevención de Riesgos Laborales de la Universidad Miguel Hernández de Elche

Cristina Espuche Jiménez

- Graduada en Medicina por la Universidad de Murcia
- Médico Interno Residente de Aparato Digestivo
- Máster en Prevención de Riesgos Laborales de la Universidad Miguel Hernández de Elche

María Espuche Jiménez

- Graduada en Medicina por la Universidad de Murcia
- Médico Interno Residente de Medicina Familiar y Comunitaria
- Máster en Prevención de Riesgos Laborales de la Universidad Miguel Hernández de Elche

Rosa María Fernández Martínez

- Graduada en Medicina por la Universidad Miguel Hernández de Elche
- Médico especialista en Medicina Familiar y Comunitaria
- Máster en Prevención de Riesgos Laborales de la Universidad Miguel Hernández de Elche

Inmaculada Torres Fernández

- Graduada en Medicina por la Universidad de Granada
- Médico especialista en Medicina Familiar y Comunitaria
- Máster en Alimentación en la actividad física y el deporte. Universidad Oberta de Cataluña

Ana María Reche Rodríguez

- Graduada en Medicina por la Universidad de Murcia
- Médico especialista en Medicina Familiar y Comunitaria
- Máster en Urgencias y Emergencias de la Universidad Católica San Antonio de Murcia
- Máster en Prevención de Riesgos Laborales de la Universidad Miguel Hernández de Elche

El tiempo es generalmente el mejor médico.

Ovidio

Prólogo de la colección

En Ciencias de la Salud nos encontramos con diferentes situaciones en cada **momento**, situaciones a las cuales hay que dar respuesta de forma rápida y efectiva, ya que como profesionales buscamos la excelencia en los cuidados que proporcionamos tanto de nuestros pacientes como a la población.

Por este motivo presentamos esta colección de PERSPECTIVAS EN MEDICINA, que desde una perspectiva práctica desarrollamos una serie de aspectos básicos y actualizaciones para el FACULTATIVO SANITARIO ESPECIALISTA.

Esta obra está coordinada, revisada y validada con **ref. 2024/0953** por un panel de expertos de la Sociedad Científica **ADPMUR, Asociación Murciana de Desarrollo Profesional de las Profesiones Sanitarias** bajo el número de inscripción 14.112/1ª, entre cuyos fines está el difundir y promocionar el desarrollo profesional continuo mediante la formación continuada en las profesiones sanitarias.

En ningún momento nuestras pretensiones son sustituir los manuales existentes ni hacer propias las fuentes utilizadas, sino disponer de una guía para la mejora de nuestro desempeño en el trabajo.

Quisiera agradecer personalmente a todos los autores que han participado en la colección ya que han realizado un trabajo envidiable y los animo a continuar en esta dirección.

Presidente de ADPMUR / Coordinador de la colección

Juan A. Flores Martín

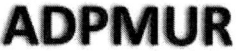

ASOCIACIÓN MURCIANA DE DESARROLLO PROFESIONAL DE LAS PROFESIONES SANITARIAS

Índice

Índice de figuras

Índice de tablas

1. Resumen

El síndrome de *Burnout* es un problema de salud laboral enmarcado como desorden de tipo funcional a nivel neuropsiquiátrico que afecta a muchos profesionales, especialmente a aquellos que trabajan en entornos de alta presión como los servicios de urgencias. Su detección, seguimiento así como la toma de medidas para su resolución es de suma importancia dado el importante impacto en Impacto en la calidad de la atención que puede afectar la calidad de la atención médica, las consecuencias en lo referente a la salud y bienestar del personal médico, la afectación en la satisfacción laboral ya que puede afectar las relaciones interpersonales en el ámbito laboral y los costos económicos: secundarios al ausentismo laboral y al abandono de la profesión. Se evaluará la incidencia del síndrome de *Burnout* en urgencias de atención primaria con el propósito de mejorar la salud laboral y la calidad de la atención al paciente. Así mismo, se identificarán los principales aspectos alterados en cada una de las esferas que componen el síndrome de *Burnout* evaluado en el personal médico de urgencias de atención primaria, se determinará la frecuencia con la que se presenta el síndrome de *Burnout* en este grupo de profesionales así como la cantidad en porcentaje de participantes que tras el análisis de los datos presentan agotamiento emocional, despersonalización y desrealización en el entorno laboral del centro de urgencias de Atención Primaria. Se realizó un estudio transversal y descriptivo para conocer la prevalencia del síndrome de *Burnout* en el personal médico de urgencias de Atención Primaria. Se realizó un cuestionario anónimo con la escala de Maslach *Burnout* Inventory (MBI) en su versión validada al español. Se realizó un análisis estadístico de los datos obtenidos con el programa SPSS.22. Tras el análisis de los datos se objetivan datos de Sindrome de *Burnout* en el personal médico servicio de urgencias de Atención primaria del centro de salud de San Andrés donde la subescala de mayor afectación es el cansancio emocional (80%) con una puntuación media de 38,16, el 48%, presenta datos consistentes con despersonalización con una puntuación media de 12,84 y un 48% presenta datos de una baja realización personal con una puntuación media de 34, 84. El personal facultativo especialista adjunto del servicio de urgencias de Atención Primaria de San Andrés (Murcia) presenta síndrome de *Burnout* en nivel alto, tras valorar y evaluar los resultados de la aplicación del cuestionario MBI (Anexo 1), siendo la subescala más afectada el cansancio emocional, seguida por la despersonalización.

Palabras clave: *Burnout*, estrés laboral, urgencias, médico, atención primaria, Maslach *Burnout* Inventory.

2. Introducción

El estrés se describe como un proceso dinámico y complejo que sobrepasa los recursos psicológicos y físicos de un individuo, impidiéndole responder adecuadamente a las demandas ambientales, lo que resulta en una percepción de incapacidad. Este fenómeno es una parte inherente de la vida cotidiana y puede tener efectos negativos en el bienestar de una persona (1). En el contexto laboral, el estrés incide en aproximadamente el 25% de los empleados en diversos niveles de trabajo, convirtiéndose en una de las razones principales para la ausencia en el trabajo y la reducción de la productividad (2).

El Síndrome de *Burnout* o Sindrome de desgaste profesional, está definido como una alteración a nivel funcional del ámbito neuropsiquiátrico que se encuentra relacionado con la exposición crónica a situaciones con un gran nivel de estrés(3) (4). Fue definido por Freudenberguer en los años 70(1) y declarado en el año 2000 por la Organización Mundial de la Salud (OMS) como un factor de riesgo laboral, debido a su capacidad para afectar la calidad de vida, salud mental e incluso hasta poner en peligro la vida del individuo que lo sufre (5) y sugirió una gestión adecuada de los sistemas sanitarios en aspectos básicos (satisfacción laboral, profesional y condiciones de trabajo)(6). A día de hoy, el síndrome de *Burnout* no se encuentra catalogado como enfermedad por parte de la ley del trabajo en nuestro país aunque si existe una sentencia de Diciembre del 2000 por parte del Tribunal supremo(7).

Este síndrome se desarrolla como resultado de una exposición prolongada a estresores crónicos relacionados con las interacciones interpersonales en el ámbito laboral (8). Afecta a numerosos profesionales en diversas áreas, especialmente en aquellas que implican una alta carga emocional, como el ámbito sanitario ya que este colectivo está obligado a proporcionar una respuesta continua a nivel emocional.

Maslach y Jackson en 1981 quienes conceptualizaron el síndrome con la definición más aceptada hasta el momento, catalogaron tres dimensiones principales para el mismo en el que incluyeron el agotamiento emocional, la despersonalización y una disminución de la realización personal en el trabajo(7,9). Schaufeli y Enzmann, crearon en 1998 su definición, donde consideran que el síndrome de *Burnout* es secundario aun estado mental negativo, persistente en el tiempo, relacionado con la actividad labora en personas previamente sanas y que se caracteriza por presentar deterioro emocional asociado a sentimientos de desmotivación, incapacidad y disfuncionalidad laboral(10). De forma más reciente, Hombrados en 1997 propone que el Sindrome de *Burnout* bajo una definición de

2

tipo conductual sobre la coexistencia de respuestas cognitivas, de tipo motor y verbal así como fisiológicas ante relaciones de índole laboral que general altas exigencias de forma prolongada(11). Los factores asociados a este síndrome son multifacéticos e incluyen variables sociodemográficas, personales, de salud y laborales (8). Por ejemplo, la carga de trabajo excesiva, especialmente notoria durante la pandemia de COVID-19, ha sido un factor significativo en el aumento de casos de *Burnout* entre el personal de salud. Además, el estado civil, ingreso familiar, tipo de institución donde se labora, la edad y el número de hijos se han identificado como variables relacionadas con el nivel de agotamiento emocional (12) (13).

Los factores endógenos y de personalidad, como el perfeccionismo o la baja autoestima, pueden predisponer a los individuos al *Burnout*, aunque no son su causa directa. Por otro lado, existen elementos protectores que pueden prevenir la aparición del síndrome, como el apoyo social, la autonomía en el trabajo y la formación adecuada para manejar las tareas y el estrés laboral. La prevención y el manejo del *Burnout* requieren un enfoque integral que considere tanto los factores de riesgo como los de protección (14).

En el ámbito laboral, el *Burnout* se ha convertido en una problemática generalizada, con un número creciente de profesionales afectados en diversas organizaciones. Esto subraya la importancia de estudiar y abordar el síndrome en el contexto laboral para mejorar el bienestar de los empleados y la eficacia organizacional(12).

Las consecuencias de este síndrome son múltiples como el descenso de la calidad de los cuidados, aparición de problemas músculo-esqueléticos, la depresión, la obesidad, el insomnio, la ingesta enólica o la adicción a drogas de abuso con la repercusión que esto conlleva en vida personal y familiar del personal como en el desempeño en el ámbito laboral(15).

Por consiguiente, es fundamental que las organizaciones implementen estrategias de prevención y manejo del estrés, fomenten un equilibrio entre la vida laboral y personal y proporcionen los recursos necesarios para apoyar a sus empleados.

2.1. *Burnout* en el profesional médico de urgencias extrahospitalarias

El estrés laboral continuado ha sido concebido como un tipo de ataque constante a la salud del profesional médico, especialmente en los servicios de urgencias en el ámbito hospitalario y extrahospitalario. Los servicios de urgencias son espacios que habitualmente generan un mayor riesgo de estrés dados los altos niveles de actividad asistencial y la elevada exigencia de la condición clínica de los pacientes, las extenuantes horas de trabajo y las importantes situaciones de riesgo al igual que las unidades de cuidado intensivo (7). Los factores mencionados tienen un efecto en la salud física, mental y social de los afectados, ya que pueden condicionar un entono de ansiedad a nivel psicológico, observando una variedad de síntomas debido al deterioro físico y emocional, la ansiedad y la merma en las relaciones sociales, lo que a su vez conlleva a una disminución en la eficiencia laboral y la calidad asistencial, así como el aumento del absentismo (1).

Existen factores de índole laboral o ambiental que pueden influir en la aparición o deterioro del síndrome de *Burnout*, tales como la insatisfacción laboral, la disminución de la remuneración económica, la atención a pacientes terminales y la carencia de reconocimiento social. (16).

2.2. Prevalencia del Sindrome de *Burnout* en personal médico de urgencias de Atención primaria.

La prevalencia del síndrome de *Burnout* en el personal médico de Atención Primaria, según los estudios, es notablemente elevada. Los estudios han demostrado que hasta un 60% de los médicos de urgencias en este ámbito de la atención primaria experimentan algún síntoma de este síndrome(17).

En un estudio llevado a cabo en Puntos de Atención Continuada (PAC) en la provincia de Alicante, España, en 2019, se evaluó el síndrome de *Burnout* en profesionales de urgencias extrahospitalarias. Los resultados obtenidos indicaron que aproximadamente el 29% de los encuestados experimentaba síntomas de *Burnout*. Se constató que la edad se relacionaba con un mayor riesgo de presentar este síndrome, dado que los profesionales de mayor edad poseían una mayor probabilidad de experimentarlo (18).

Otro estudio llevado a cabo en el año 2022, en el cual García-Molina et al examinaron la prevalencia de este trastorno en profesionales de medicina y enfermería de Atención Primaria, se constató que en la población examinada, el 56.8% experimentó agotamiento emocional, el 39.2% experimentó un elevado nivel de despersonalización, mientras que el 36% experimentó una baja sensación de realización personal (17).

En el pasado se describía que el síndrome de *Burnout* afectaba a profesionales de franjas etarias superiores a 40 años, pero a día de hoy hay cada vez más indicios y datos de *Burnout* en médicos en formación sanitaria especializada especialmente aquellos que tienen una mayor carga de trabajo en los servicios de urgencias(19).

El síndrome de *Burnout* es un asunto relevante que afecta la salud mental y el bienestar de los especialistas de la salud. Es imperativo abordar este asunto y brindar asistencia adecuada a los médicos y enfermeros para prevenir y mitigar el agotamiento profesional (5).

2.3. Violencia en urgencias y *Burnout*

El término violencia en el ámbito laboral ha sido definido como "cualquier incidente en el cual un empleado es abusado, amenazado o atacado por un miembro del público" no solo a nivel físico sino psicológico (20) (21).

Los episodios de agresión contra profesionales sanitarios han ido adquiriendo con el paso de los años una mayor importancia y notoriedad, de forma más llamativa en los servicios de urgencias, aunque tan solo una mínima parte son declarados. Datos disponibles muestran que cerca del 60% del personal sanitario ha sido objetivo de algún tipo de agresión bien de tipo verbal o físico, aproximadamente el 45% suceden en los servicios de urgencias y son propiciados generalmente por pacientes y algunas veces por familiares en estado de frustración y vulnerabilidad (22). Estos episodios violentos o de agresión hacia los profesionales médicos de urgencias afectan a la seguridad y la salud de los mismos, lo que sumado a los diferentes factores estresores a nivel laboral conducen a aumentar los niveles de *Burnout* siendo una fuente de desigualdad, estigmatización y conflicto emocional tras generar una pérdida de confianza y autoestima (1).

Los profesionales de urgencias afectados por el síndrome de Burnout pueden contribuir con sus actitudes en el lugar de trabajo, la posibilidad de agresiones contra sí mismos o sus compañeros de trabajo.

Datos indican que los episodios violentos ocurren en los momentos de mayor actividad e interacción con el paciente y sus familiares y se han visto más relacionadas con la negación por el personal médico a un servicio, el ingreso o alta hospitalaria sin acuerdo del paciente o al generar límites con el consumo de comida, bebida o tabaco (1).

5

Actualmente dentro de los programas de gestión se están generando estrategias generales para prevenir los episodios de violencia que incluyen medidas formativas a los trabajadores, entrenamiento para el manejo de agresiones y resolución de conflictos ya que no solo la violencia física genera mella en la integridad del trabajador, los comportamientos de violencia psicológica repetidos pueden generar una mayor afectación y repercusión.

2.4. Factores de riesgo

Los factores de riesgo para el desarrollo de síndrome de *Burnout* son diversos, extensos y complejos ya que se entremezclan factores de índole personal, psicológica e incluso desde el ámbito psicopatológico, que conlleva a que haya personas más predispuestas al desarrollo del síndrome. De esta forma existen rasgos y características de la personalidad del trabajador que condicionan como factores de protección o vulnerabilidad para el mismo.

Factores que se encuentran relacionados con el síndrome de *Burnout*
Psicológicos y/o psicopatológicos
Autoestima, afectividad
Síndrome ansioso, de personalidad o afectividad
De organización
Horarios, guardias, turnos
Reparto de la carga laboral
Organización del servicio
Control sobre el trabajo
Satisfacción con el grupo laboral y con la institución
Estrategias de motivación por parte de la institución
Satisfacción con los valores de la institución y los del trabajador
Sociodemográficos
Edad, género, estado civil

Apoyo familiar y social
Grado profesional
Tiempo trabajado

Tabla 1. Factores que se encuentran relacionados con el síndrome de Burnout. Modificado de (1).

De forma global, se ha observado que las relaciones de tipo social tanto en el ámbito laboral como fuera de él, pueden disminuir o empeorar el efecto de los factores generadores de estrés. Este tipo de factores se catalogan como variables sociales e incluyen los factores previamente clasificados como sociodemográficos, psicológicos y/o psicopatológicos. De otra parte, los factores de riesgo de organización laboral, se relacionan como se puede observar en la tabla 1 con la carga laboral y el tipo y clasificación de las actividades laborales.

2.5. Presentación clínica

Los síntomas principales del síndrome de *Burnout* se presentan en la esfera emocional y esto puede estar en relación con que una gran parte de los ítem de evaluación de las escalas, especialmente la MBI, están enfocados hacia dichos factores(23). La esfera de tipo conductual se encuentra menos estudiada pero no por ello menos importante ya que conduce a uno de los componentes principales del síndrome como es la despersonalización. Por otra parte, desde el punto de vista de la esfera social, se ha observado una importante relación con la organización laboral y las interacciones personales dentro y fuera del ámbito laboral.

En la literatura relacionada con las manifestaciones clínicas del Síndrome de *Burnout* han sido descritos 3 componentes principales(24):

- Agotamiento emocional:
- Despersonalización
- Abandono de la realización personal

Esta sintomatología suele presentarse de forma larvada y progresiva en el tiempo, aunque puede llegar a ser cíclica en función de componentes emocionales personales o circunstanciales del trabajador.

Previo al inicio de la sintomatología pueden llegar a observarse signos de alerta o alarma como el aislamiento social, la ansiedad anticipatoria, el temor, la negación al problema, la inseguridad en las decisiones profesionales, carácter irritable y/o sensaciones de culpabilidad (25).

Cuando no se controlan los factores de riesgo y los signos de alerta, se producen entonces cambios perjudiciales de las actitudes profesionales. De forma progresiva, se presenta un deterioro de la relación médico paciente siendo cada vez reemplazada por un distanciamiento emocional lo que conlleva a disconfort e irritabilidad a las peticiones y solicitudes de los pacientes así como de la institución sanitaria lo que de forma paulatina desembocará en la pérdida total de motivación e implicación por el trabajo.

A su vez, la sintomatología secundaria al *Burnout* se puede manifestar en 3 ámbitos:

- Sintomatología física: son los síntomas más tempranos. Se manifiestan como enfermedades de índole cardiovascular y gastrointestinal entre otros como cefalea, insomnio o pérdida de peso
- Sintomatología conductual: abuso de sustancias, absentismo laboral, distanciamiento en las relaciones interpersonales.
- Sintomatología emocional: ansiedad anticipatoria al trabajo, depresión, falta de motivación.
-

EMOCIONAL	COGNITIVO	CONDUCTUAL	SOCIAL
Depresión	Pérdida de valores	Evitación de responsabilidad	Evitación de contacto social
Desesperanza	Pérdida de expectativas	Absentismo laboral	Conflictos en relaciones interpersonales
Irritabilidad	Desorientación cognitiva	Desadaptación	Evitación laboral
Apatía	Pérdida de creatividad	Evitación de toma de decisiones	Aislamiento social
Intolerancia y hostilidad	Cinismo	Uso no controlado de sustancias (cafeína, alcohol, tabaco, drogas)	Formación de entorno crítico

Pesimismo y desilusión	Descentración	Sobreimplicación laboral	Conflictos familiares

Tabla 2. Síntomas clásicos del síndrome de Burnout. Modificado de (23) (26)

2.6. Escalas de estudio y evaluación

Existen múltiples estrategias, técnicas y escalas para valorar el síndrome de *Burnout* en los profesionales. En los primeros años de estudio del síndrome, los diferentes profesionales implicados en el estudio, evaluaban los posibles afectados por medio de entrevistas, observaciones estructuradas o evaluaciones de proyección.

En la evolución, el estudio se enfocó en la evaluación a través de cuestionarios, aunque estos debían ser asociados a otros datos objetivos que permitieran confirmar los resultados obtenidos. A pesar de las debilidades de esta forma de evaluación, esta medida de estudio, sigue siendo la más utilizada a día de hoy.

A día de hoy y desde la década de los años 80, se han publicado alrededor de una treintena de cuestionarios y escalas para evaluar el síndrome de *Burnout*, pero dos de ellos son los más utilizados por los investigadores, a saber, el Maslach *Burnout* Inventory publicada como se ha mencionado previamente en 1981 por Maslach y Jackson(27) (28) y el *Burnout* Measure publicada en 1988 por Pines y Aronson(29).

2.6.1. Cuestionario Maslach *Burnout* Inventory (MBI)

Creado por Christina Maslach en 1986. Es el instrumento más utilizado actualmente en todo el mundo por la comunidad científica para la valoración del síndrome, siendo una escala con una alta consistencia interna y una fiabilidad cercana al 90% en diversos tipos de muestras. Fue adaptado al idioma español en 1997(7) y validada en 2002(30).. Está constituido por 22 ítems en forma de afirmaciones, sobre los sentimientos y actitudes del profesional en su trabajo y hacia los pacientes y su función es medir el desgaste profesional (13) (31).

9

Este cuestionario, se conforma por 22 puntos en forma de afirmación, que son
valorados en la escala de 0 al 6 en tres subescalas (28), con puntuaciones de bajo,
medio y alto como se especifica en la tabla 3.

La esfera del agotamiento emocional se evalúa a través de 9 cuestiones
(1,2,3,6,8,13,14,16,20), que valora el estado emocional secundario al contacto
continuo con personas durante la jornada laboral. La esfera de despersonalización
se evalúa a través de 5 ítems (5,10,11,15,22) que objetivan el nivel de frialdad en
la relación con los pacientes y por último la esfera de realización personal que se
valora a través de 8 cuestiones (4,7,9,12,17,18,19,21) que evalúan la eficacia en el
cumplimiento de los objetivos laborales y la relación médico-paciente. Tras
conseguir todas las puntuaciones, estos se suman y se cataloga el grado de Sindrome
de *Burnout* de acuerdo a una escala (Tabla 3).

	Bajo	Medio	Alto
Agotamiento emocional	Menos de 18	19-26	27-54
Despersonalización	Menos de 8	9-12	Mayor de 13
Realización personal	Menos de 16	17-22	Más de 23

Tabla 3. Rango de puntuación para cuestionario de Maslach. Modificado de (7).

El estudio del Sindrome de *Burnout* por parte de Maslach, prosiguieron y ha
publicado nuevas versiones adaptadas a otras profesiones fuera del círculo de los
servicios humanos (23).

2.7. Intervenciones frente al síndrome de *Burnout*

A día de hoy las intervenciones sobre el síndrome de *Burnout* están basados en
el diagnóstico temprano y control del estrés. Gran parte de los programas dirigidos
al tratamiento dan gran valor e importancia en la prevención de los factores de
riesgo y entrenamiento de afrontamiento de los mismos.

Ramos et al en 1999,propuso diferentes puntos de intervención en trabajadores
ya diagnosticados de *Burnout* relacionados con el entrenamiento de los trabajadores
en técnicas de afrontamiento frente la solución de problemas, el desarrollo de

estrategias que permitan la eliminación de las consecuencias del *Burnout*, desarrollo de habilidades de tipo social y relaciones interpersonales, programas de reconocimiento y disminución de los factores de estrés a nivel institucional y desde luego el fortalecimiento del apoyo familiar y social(32).

Tras el estudio y evolución del conocimiento del síndrome de *Burnout* por diferentes autores (11) (32) (33) desde el punto de vista del individuo en sí, se recomienda como métodos de intervención impulsar la formación continuada, la enseñanza de la planificación del tiempo de ocio, la organización y adaptación de pausas de descanso durante la jornada laboral y la adopción de medidas para evitar el absentismo laboral.

Desde el punto de vista social son escasos los estudios y trabajos que se enfoquen en las habilidades sociales como método o instrumento para prevenir o tratar el síndrome de *Burnout*(34) (35) HNYWA, aunque a lo largo de los años sí que se ha observado y llegado al acuerdo que el apoyo y la comprensión del entorno social del trabajador son factores clave tanto en la prevención como en el tratamiento de un síndrome de *Burnout* ya instaurado(32).

En lo que se refiere a las estrategias desde el ámbito organizacional, ha sido a lo largo de los años el enfoque más estudiado tras el dirigido al individuo y la prevención, instando a las organizaciones e instituciones a la realización de una detección precoz de los síntomas con la estructuración de información y preparación para el afrontamiento de los factores de riesgo(32) (23).

3. Justificación

El síndrome de *Burnout* es un problema de salud laboral que afecta a muchos profesionales, especialmente a aquellos que trabajan en entornos de alta presión como los servicios de urgencias(12). Este síndrome se caracteriza por el agotamiento emocional, la despersonalización y la disminución de la realización personal(36).

La evaluación del síndrome de *Burnout* en el personal médico de urgencias es crucial por varias razones:

Impacto en la calidad de la atención: El agotamiento emocional puede afectar la calidad de la atención médica. Los profesionales agotados pueden cometer errores en su actividad diaria o no prestar la debida atención a los pacientes dado que el cansancio y la falta de concentración pueden afectar a la toma de decisiones(14). El padecimiento del síndrome de *Burnout* a menudo conlleva a despersonalización, donde el personal médico puede desconectar emocionalmente del paciente afectando en la calidad de la atención pues puede afectar la empatía y la comunicación. De esta forma la eficiencia y la efectividad en la atención también se verán involucrados negativamente lo que además puede afectar a las relaciones entre compañeros y otros miembros del equipo sanitario generando conflictos internos(1).

Salud y bienestar del personal: El síndrome de *Burnout* tiene consecuencias negativas para la salud física y mental del personal médico. El estrés mantenido asociado al *Burnout* puede manifestarse en problemas como hipertensión arterial, trastornos del sueño y enfermedades cardiovasculares sin dejar de lado las enfermedades mentales relacionadas con dicha sobrecarga emocional(37). La identificación temprana permite implementar medidas preventivas y de apoyo.

Satisfacción laboral: La despersonalización y la falta de realización personal pueden afectar la satisfacción laboral(3). La despersonalización puede afectar las relaciones interpersonales en el entorno laboral. Cuando el personal médico no siente que su trabajo tiene un propósito o no experimentan logros significativos su satisfacción laboral disminuye lo que a su vez puede afectar la productividad y el compromiso en la atención(2).

Costos económicos: El síndrome de *Burnout* puede llevar al absentismo laboral y al abandono de la profesión(38). Los profesionales médicos de urgencias afectados por el síndrome pueden necesitar más tiempo libre debido a enfermedades físicas o mentales relacionadas lo que afecta la continuidad de la atención al paciente y aumenta por consiguiente los costos de reemplazo del personal(8). El reclutamiento y la capacitación a nuevos profesionales estima un coste elevado para el sistema de salud así como las complicaciones medicas adicionales o tratamiento prolongados secundario s a la disminución de la calidad en la atención(39).

En este trabajo, se realizará una evaluación exhaustiva del síndrome de *Burnout* en el personal médico del servicio de urgencias de Atención Primaria. Se determinará la utilidad de herramientas validadas, como el Maslach *Burnout* Inventory, para medir los niveles de agotamiento emocional, despersonalización y realización personal. Además, se analizarán factores sociodemográficos y laborales que puedan influir en la aparición del síndrome.

Los resultados de esta evaluación proporcionarán información valiosa para la implementación de estrategias de prevención y apoyo en dicho servicio de urgencias de Atención Primaria con el fin de contribuir a mejorar la salud y el bienestar de los profesionales médicos y, en última instancia, la calidad de la atención que brindan a los pacientes.

4. Objetivos

4.1. Objetivo Principal

Evaluar la incidencia del síndrome de *Burnout* en urgencias de atención primaria con el propósito de mejorar la salud laboral y la calidad de la atención al paciente.

4.2. Objetivos específicos

1. Identificar los principales aspectos alterados en cada una de las esferas que componen el síndrome de *Burnout* evaluado en el personal médico de urgencias de atención primaria.
2. Determinar la frecuencia con la que se presenta el síndrome de *Burnout* en este grupo de profesionales.
3. Determinar la cantidad en porcentaje de participantes que tras el análisis de los datos presentan agotamiento emocional en el entorno laboral del centro de urgencias de Atención Primaria.
4. Determinar la cantidad en porcentaje de participantes que tras el análisis de los datos presentan despersonalización en el entorno laboral del centro de urgencias de Atención Primaria.
5. Determinar la cantidad en porcentaje de participantes que tras el análisis de los datos presentan desrealización en el entorno laboral del centro de urgencias de Atención Primaria.

5. Material y métodos

Para llevar a cabo este estudio cuantitativo, observacional, transversal y descriptivo sobre el síndrome de *Burnout* en el personal médico de un centro de urgencias de Atención Primaria se siguieron los siguientes pasos metodológicos:

5.1 Búsqueda Bibliográfica

Se realizó una búsqueda exhaustiva de la literatura en bases de datos científicas
como PubMed, LILACS, Cochrane, Scielo, Google académico, Proquest, Scopus y
Web of Science.

Los términos de búsqueda incluyeron palabras clave relacionadas con *"Burnout"*,
"médico", "urgencias", "agotamiento profesional" y "urgencias de atención
primaria". Dichos términos (Medical Subject Headings (MeSH)) fueron
seleccionados por medio del tesauro de Medline.

Se aplicaron filtros para incluir solo estudios publicados en los últimos 10 años y en
idioma español o inglés.

5.2. Población

Se eligió como población al grupo de facultativos sanitarios adjuntos, que trabajan
en un centro de urgencias de Atención Primaria, localizado en Murcia y conformado
por 25 médicos.

Se consideraron criterios de inclusión como la experiencia laboral (se excluye
personal en formación sanitaria especializada) y la disponibilidad para participar en
el estudio. Se excluye personal sanitario no médico.

5.3. Recopilación de Datos

5.3.1 Descripción metodológica

Se utilizó entre los médicos del servicio de urgencias de Atención Primaria, un
cuestionario validado (Cuestionario Maslach *Burnout* Inventory (MBI), en su versión
en español (Anexo 1), para evaluar el síndrome de *Burnout*. Es una escala con una
alta consistencia interna y una fiabilidad cercana al 90% en diversos tipos de
muestras.

5.3.2. Justificación metodológica

El cuestionario Maslach *Burnout* Inventory (MBI) es el más utilizado a día de hoy a nivel mundial en el ámbito científico para la valoración del síndrome de *Burnout* dado que se ajusta al tipo de población y el entorno laboral que se quiere estudiar.

5.3.3. Procedimiento metodológico.

En nuestra población, se envió el cuestionario de forma individual por medio de Google Forms® previa información de los objetivos de su realización. Se garantizó la confidencialidad de los datos obtenidos al igual que la anonimización.

Como se ha mencionado previamente, el cuestionario, está constituido por 22 puntos en forma de afirmación, que son valorados en la escala de 0 al 6 en tres subescalas (28), con puntuaciones de bajo, medio y alto como se especificó en la tabla 3.

La escala de 0 a 6 puntos se distribuye de la siguiente forma:

Puntuación	Equivalencia
0	Nunca
1	Pocas veces al año
2	Una vez al mes o menos
3	Unas pocas veces al mes o menos
4	Una vez a la semana
5	Pocas veces a la semana
6	Todos los días

Tabla 4. Puntuación escala MBI

La esfera del agotamiento emocional se evaluará a través de 9 afirmaciones (1,2,3,6,8,13,14,16,20), que valoran el estado emocional secundario al contacto

15

continuo con personas durante la jornada laboral. La máxima puntuación de la subescala es de 54 puntos y la obtención de más de 26 puntos indica cansancio emocional (28) (31).

La esfera de despersonalización se evaluará a través de 5 afirmaciones (5,10,11,15,22) que objetivan el nivel de frialdad en la relación con los pacientes. La máxima puntuación de la subescala es de 30 puntos y la obtención de más de 9 puntos indica despersonalización (28) (31).

La esfera de realización personal que se valora a través de 8 afirmaciones (4,7,9,12,17,18,19,21) evaluará la eficacia en el cumplimiento de los objetivos laborales y la relación médico-paciente. . La máxima puntuación de la subescala es de 48 puntos y la obtención de menos de 34 puntos indica baja realización personal (28) (31).

Tras conseguir todas las puntuaciones, estos se suman y se cataloga el grado de Sindrome de *Burnout* de acuerdo a una escala estandarizada y validada a nivel global (Tabla 3).

5.4. Análisis Estadístico

Se aplicaron pruebas estadísticas para analizar la prevalencia del síndrome de *Burnout* en la muestra. Para el procesamiento de los datos estadísticos se utilizó el programa estadístico IBM SPSS Statistics (Versión 21) y el programa Excel de Windows en su versión de 2016.

Se calcularon medidas descriptivas como la media, la mediana y la desviación estándar.

5.5. Resultados

Se presentaron los resultados en tablas y figuras, mostrando la prevalencia del síndrome de *Burnout* y sus factores asociados.

5.6.   Consideraciones Éticas

Se garantizó a todos los participantes la confidencialidad de los datos recopilados, el anonimato de las respuestas y el respeto de los preceptos éticos básicos.

6. Descripción de la empresa

6.1. Gerencia de Emergencias Sanitarias del 061

La Gerencia de Emergencias Sanitarias del 061 es una organización pública dentro del Servicio Murciano de Salud(40). Provee asistencia sanitaria urgente y coordina los recursos sanitarios extrahospitalarios de la Región. Está integrado al Centro Coordinador de Urgencias (CCU), el cual gestiona a través del número único de emergencias 112, la asistencia y movilización de los recursos extrahospitalarios(41). La asistencia se realiza en 14 servicios de urgencias de atención primaria (SUAP), encargados de cubrir la atención continuada y de urgencias tanto a nivel interno (en el centro sanitario) como externo (en el lugar de asistencia-domicilio/vía pública- según asignación del CCU)(42).

   a.   **Datos demográficos de la asistencia sanitaria de la región de Murcia.**

La asistencia sanitaria que da el 061 de la región de Murcia se expande a una población aproximada de 1.5 millones de habitantes, según el censo regional, además de población desplazada o que se encuentra de paso (42). También la cobertura abarca zonas limítrofes con otras comunidades Autónomas cuando estas lo requieren, dando sentido al principio de Universalidad del Sistema Nacional de Salud y así poder ofrecer atención a cualquier ciudadano que acuda a los centros (SUAP) o que solicite atención urgente en cualquier lugar(43).

b. Servicio de urgencias de Atención Primaria (SUAP).

Los SUAP se han constituido con el objetivo de garantizar y mantener la continuidad asistencial de atención médica durante las 24 horas a la población, tras la finalización de la jornada ordinaria del centro de salud correspondiente además de la asistencia de urgencias en el domicilio del paciente o en la vía pública(40).

Los SUAP están dotados con equipamiento de electromedicina y habitualmente dos equipos profesionales por turno que prestan servicios de atención de Urgencias y Emergencias en una ambulancia de soporte vital avanzado.

Los SUAP atienden a toda la población que requiere asistencia sanitaria tanto en las instalaciones como en domicilios y en vía pública en una zona que abarca las áreas de salud de la región.

Están dirigido por los servicios centrales que se compone de un equipo directivo, personal de apoyo, almacén y parque móvil. Todo integrado en la organización del 112, el número único de emergencias, donde se encuentra el centro coordinador de urgencias (CCU) desde donde se coordina toda la operación de urgencias y emergencias de la Región de Murcia(44).

Los servicios de Urgencias se encuentran en las instalaciones de los centros de salud. Están integrado por 10 equipos que a su vez se componen de Médico, Enfermero y Técnico en emergencias Sanitarias. Durante la guardia están disponibles dos equipos que se van alternando para la asistencia sanitaria en la ambulancia y realizar avisos urgentes gestionados previamente por el CCU, tanto en domicilios como en vía pública, según sea requerido. Así mismo, la estructura dispone de 4 celadores que van rotando para estar uno por turno y se encargan de identificar a los pacientes que acuden al centro, informatizar sus datos y realizar labores de apoyo a el resto del personal del centro.

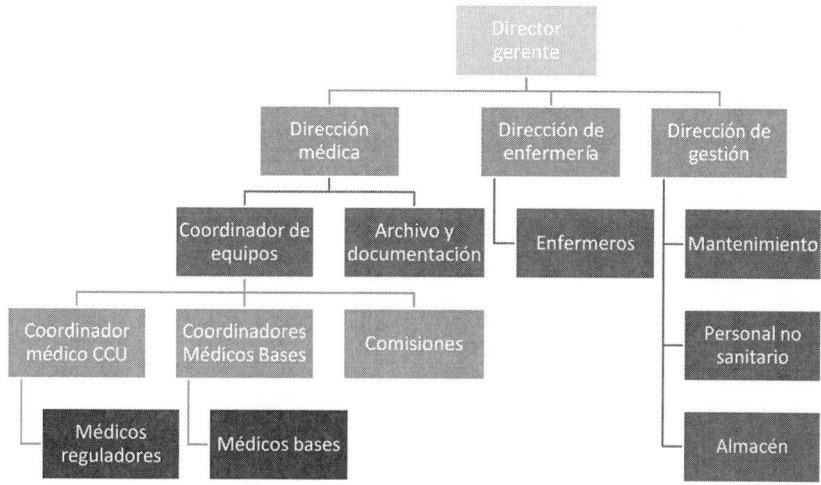

Figura 1. Organigrama 061 Murcia

c. Médico de urgencias de Atención Primaria.

Los médicos de urgencia de Atención Primaria son especialistas en Medicina Familiar y Comunitaria formados por vía MIR (Médico Interno Residente) el cual es el sistema de formación de médicos especialistas al que se accede a través de pruebas selectivas/oposiciones anuales(45). Dicho programa de formación se realiza durante 4 años (en el caso de esta especialidad) y se debe estar en posesión del título en Medicina para poder acceder al mismo(45).

Tras su realización, en el caso de la región de Murcia, el facultativo entra a hacer parte de un sistema de bolsa de trabajo, en este caso, bolsa de trabajo para médico de urgencias de Atención Primaria, cuyos méritos al igual que su puntuación se actualiza de forma anual.

7. Resultados e interpretación

Los resultados que se exponen son el producto de la realización y análisis del Cuestionario MBI (Anexo 1) por el personal sanitario médico de un servicio de urgencias de Atención Primaria de Murcia.

7.1. Variables sociodemográficas

El total de participantes es de 25.

De la población, 14 participantes son de sexo femenino lo que equivale al 56% y 11 de sexo masculino, equivalente al 44%.

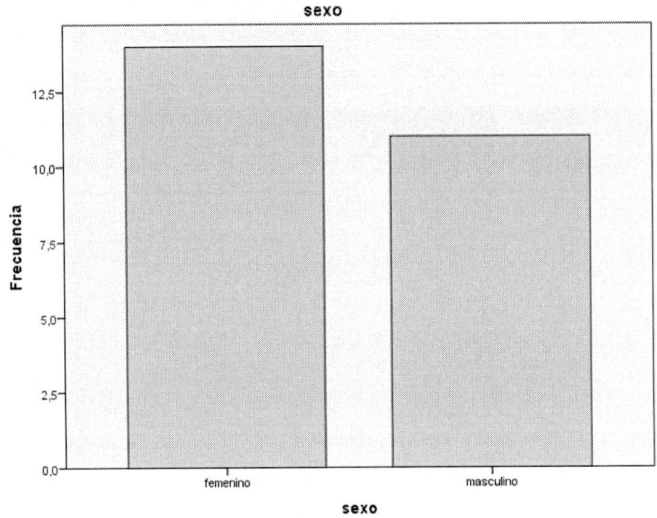

Figura 1. Frecuencia de sexo

La media de edad de los participantes es de 37,68 (desviación estándar de 4,279). La edad máxima es de 40.25 y la edad mínima de 36.25.

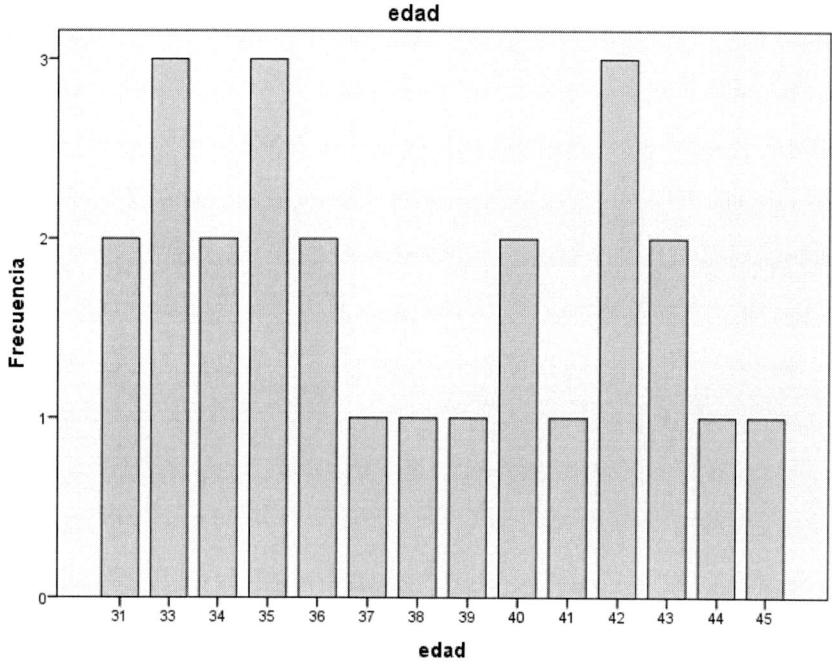

Figura 2. Frecuencia de edad

De los 25 participantes, 17 de ellos se encuentran casados (68%), 2 de ellos divorciados (8%) y los restantes solteros (24%).

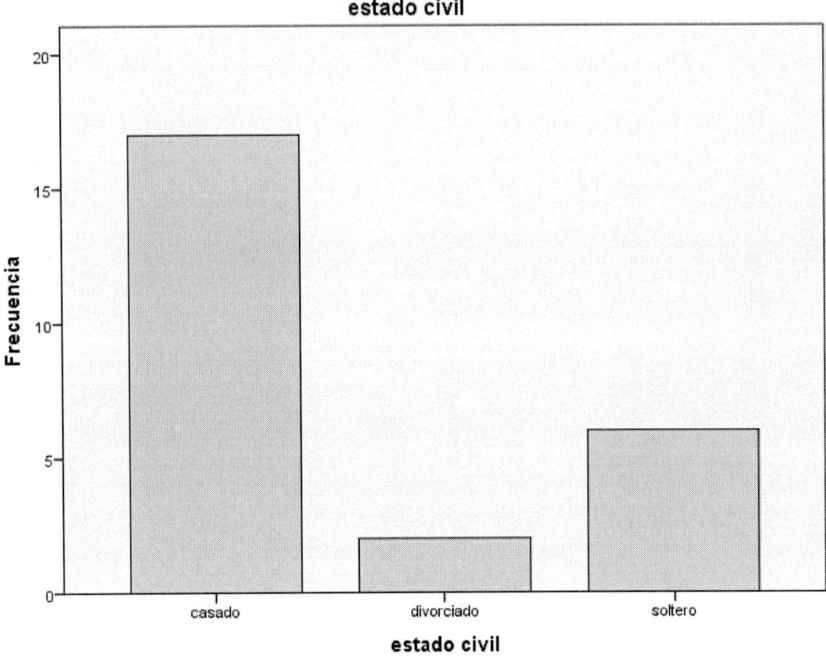

Figura 3. Frecuencia de estado civil

En referencia al tiempo trabajado en el servicio de   urgencias de Atención Primaria tomado como referencia, se obtuvo que la media de tiempo era de 7.16 años. Los tiempos máximos y mínimos trabajados se encuentran entre 14 y 2 años con una desviación estándar de 3.484.

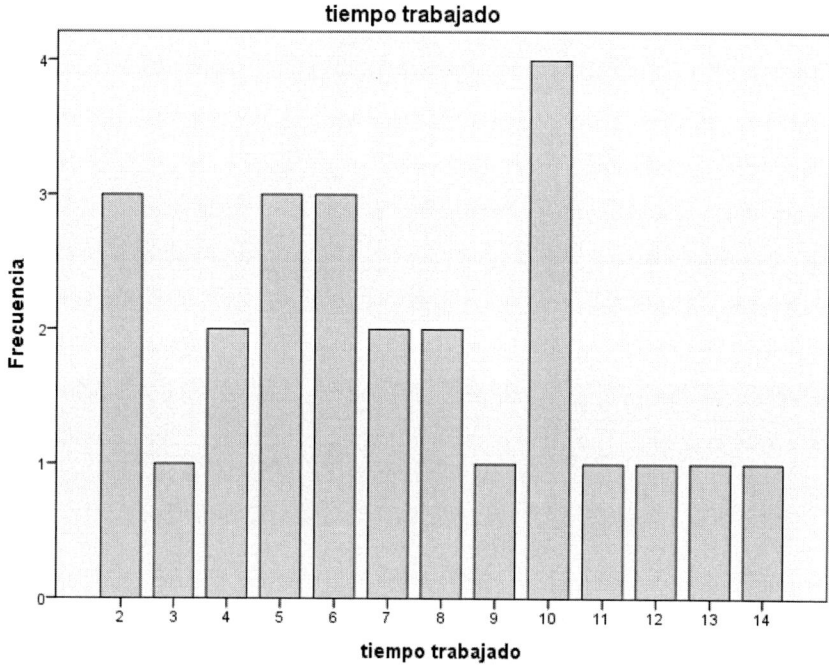

Figura 4. Frecuencia de tiempo trabajado

En referencia al tipo de contrato de los incluidos, 8 participantes tienen plaza en propiedad que equivale al 32% de la población, 12 participantes son interinos, que equivale al 48% del total y los restantes (5) o lo que es equivalente al 20%, tienen un contrato eventual.

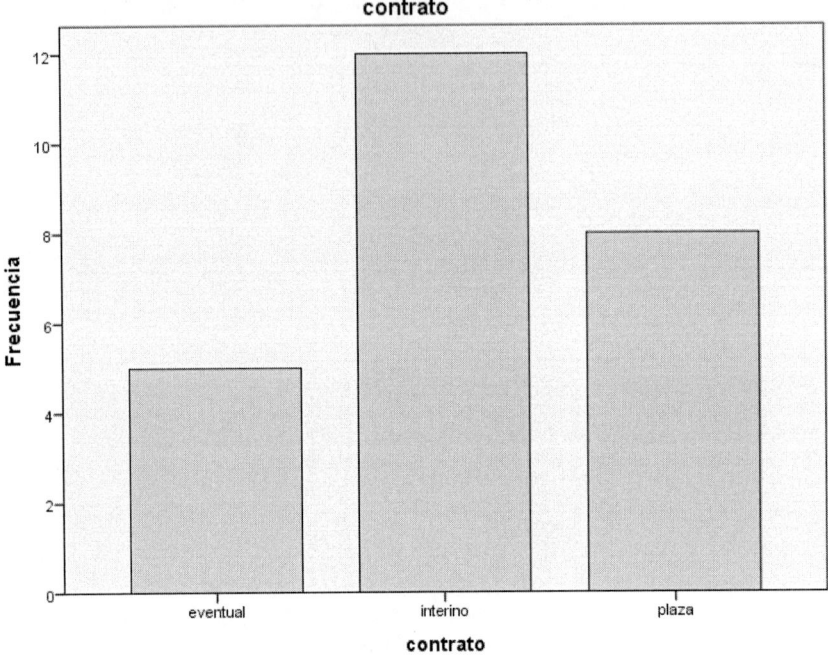

Figura 5. Tipo de contrato

7.2. Resultados cuestionario MBI

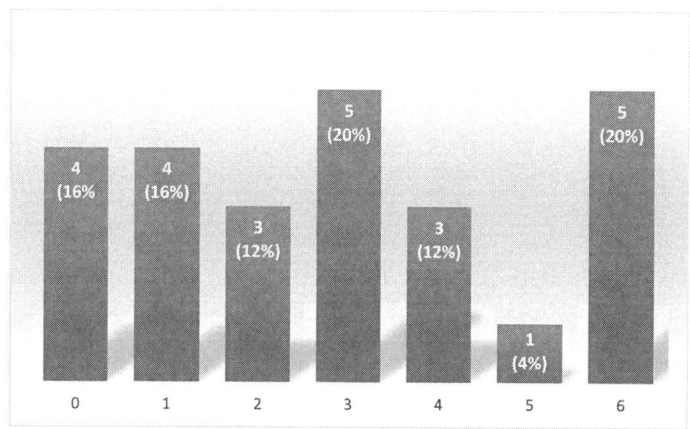

*Figura 6. Respuesta de la población a afirmación: "Me siento emocionalmente
agotado/a por mi trabajo"*

De los 25 participantes, a la afirmación "Me siento emocionalmente agotado/a
por mi trabajo" han respondido:

- Nunca (0): 4 participantes (16%):
- Pocas veces al año o menos (1): 4 participantes (16%)
- Una vez al mes o menos (2): 3 participantes (12%)
- Unas pocas veces al mes (3): 5 participantes (20%)
- Una vez a la semana (4):3 participantes (12%)
- Pocas veces a la semana (5):1 participante (4%)
- Todos los días (6): 5 participantes (20%)

Podemos observar como 20% de los participantes se siente emocionalmente
agotado unas pocas veces al mes al igual que un 20% que se siente emocionalmente
agotado a diario.

La puntuación total de la población con respecto a esta afirmación es de 72
puntos con una puntuación media de 2,88.

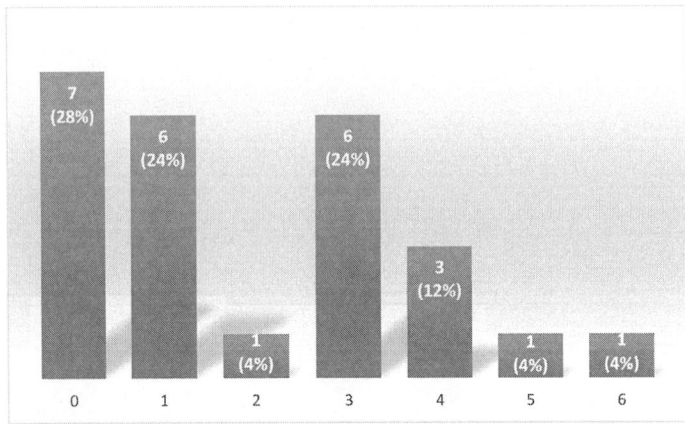

Figura 7. Respuesta de la población a afirmación: "cuando termino mi jornada de trabajo me siento vacío/a.

De los 25 participantes, a la afirmación "cuando termino mi jornada de trabajo me siento vacío/a", han respondido:

- Nunca (0): 7 participantes (28%):
- Pocas veces al año o menos (1): 6 participantes (24%)
- Una vez al mes o menos (2): 1 participantes (4%)
- Unas pocas veces al mes(3): 6 participantes (24%)
- Una vez a la semana (4):3 participantes (12%)
- Pocas veces a la semana (5):1 participante (4%)
- Todos los días (6): 1 participante (4%)

El 28% de los participantes nunca se siente vacío al finalizar la jornada laboral, seguido de un 24% que afirman que esto les sucede pocas veces al año o menos al igual que un 24% que refieren que se sienten vacíos unas pocas veces al mes.

La puntuación total de la población con respecto a esta afirmación es de 44 puntos con una puntuación media de 1,76.

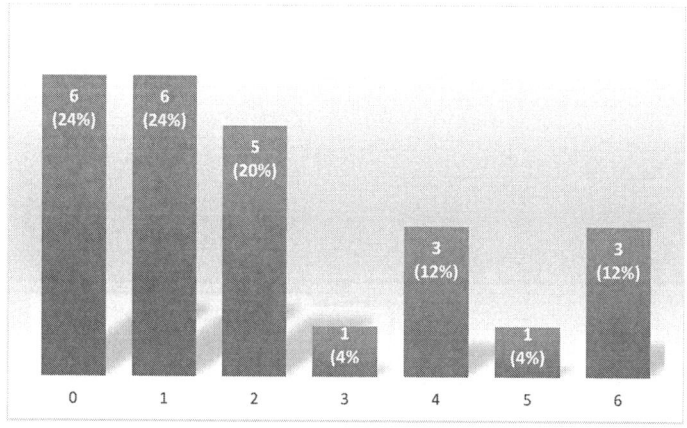

*Figura 8. Respuesta de la población a afirmación: "cuando me levanto por la
mañana y me enfrento a otra jornada de trabajo me siento agobiado/a.*

De los 25 participantes, a la afirmación "cuando me levanto por la mañana y me
enfrento a otra jornada de trabajo me siento agobiado/a", han respondido:

- Nunca (0): 6 participantes (24%)
- Pocas veces al año o menos (1): 6 participantes (24%)
- Una vez al mes o menos (2): 5 participantes (20%)
- Unas pocas veces al mes(3): 1 participante (4%)
- Una vez a la semana (4):3 participantes (12%)
- Pocas veces a la semana (5):1 participante (4%)
- Todos los días (6): 3 participante (12%)

El 24% de los participantes nunca se sienten agobiado/as cuando se levantan
por la mañana y se enfrentan a otra jornada de trabajo, seguido de un 24% que
afirman que esto les sucede pocas veces al año o menos.

La puntuación total de la población con respecto a esta afirmación es de 54
puntos con una puntuación media de 2,16.

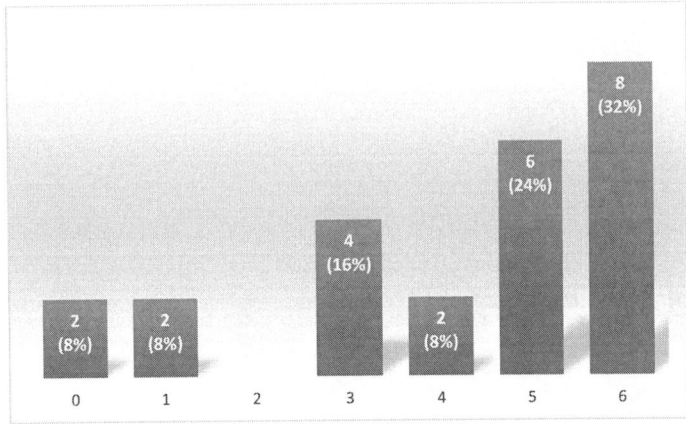

*Figura 9. Respuesta de la población a afirmación: "Siento que puedo entender
fácilmente a los pacientes".*

De los 25 participantes, a la afirmación "Siento que puedo entender fácilmente
a los pacientes", han respondido:

- Nunca (0): 2 participantes (8%)
- Pocas veces al año o menos (1): 2 participantes (8%)
- Una vez al mes o menos (2): 0 participantes (0%)
- Unas pocas veces al mes(3): 4 participante (16%)
- Una vez a la semana (4):2 participantes (8%)
- Pocas veces a la semana (5):6 participante (24%)
- Todos los días (6): 8 participante (32%)

El 32% de los participantes siente que a diario puede entender fácilmente a los
pacientes seguido de un 24% que afirman que esto les sucede pocas veces a la
semana.

La puntuación total de la población con respecto a esta afirmación es de 100
puntos con una puntuación media de 4.

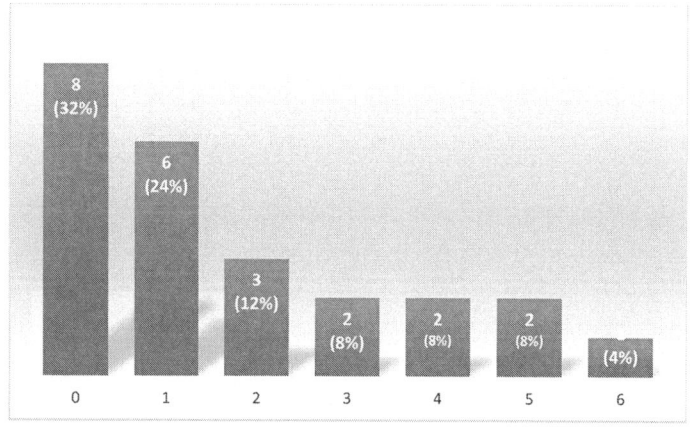

*Figura 10. Respuesta de la población a afirmación:" Siento que estoy tratando a
algunos pacientes como si fueran objetos impersonales"*

De los 25 participantes, a la afirmación " Siento que estoy tratando a algunos
pacientes como si fueran objetos impersonales", han respondido:

- Nunca (0): 8 participantes (32%)
- Pocas veces al año o menos (1): 6 participantes (24%)
- Una vez al mes o menos (2): 3 participantes (12%)
- Unas pocas veces al mes(3): 2 participante (8%)
- Una vez a la semana (4):2 participantes (8%)
- Pocas veces a la semana (5):2 participante (8%)
- Todos los días (6): 1 participante (4%)

El 32% de los participantes afirman que nunca sienten que estén tratando a
algunos pacientes como si fueran objetos impersonales seguido de un 24% a
quienes les sucede esto pocas veces al año o menos.

La puntuación total de la población con respecto a esta afirmación es de 42
puntos con una puntuación media de 1,68.

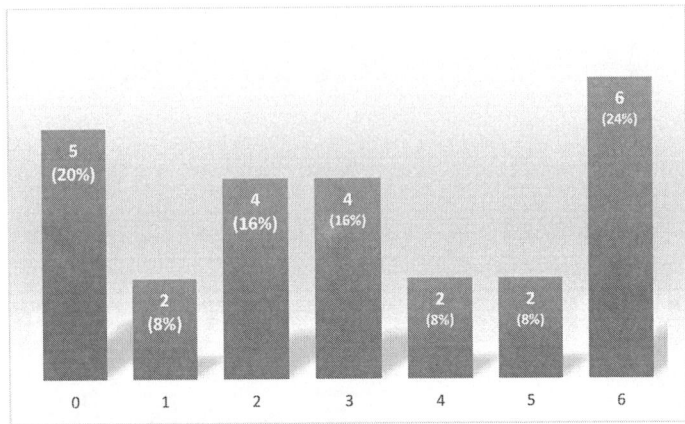

*Figura 11. Respuesta de la población a afirmación: "Siento que trabajar todo el día
con la gente me cansa"*

De los 25 participantes, a la afirmación "Siento que trabajar todo el día con la
gente me cansa", han respondido:

-   Nunca (0): 5 participantes (20%)
-   Pocas veces al año o menos (1): 2 participantes (8%)
-   Una vez al mes o menos (2): 4 participantes (16%)
-   Unas pocas veces al mes(3): 4 participante (16%)
-   Una vez a la semana (4):2 participantes (8%)
-   Pocas veces a la semana (5):2 participante (8%)
-   Todos los días (6): 6 participantes (24%)

El 24% de los participantes siente que a diario trabajar todo el día con la gente
le cansa seguida de forma llamativa con un 20% que expresa todo lo contrario (nunca
sienten que trabajar con la gente le canse).

La puntuación total de la población con respecto a esta afirmación es de 76
puntos con una puntuación media de 3,04.

30

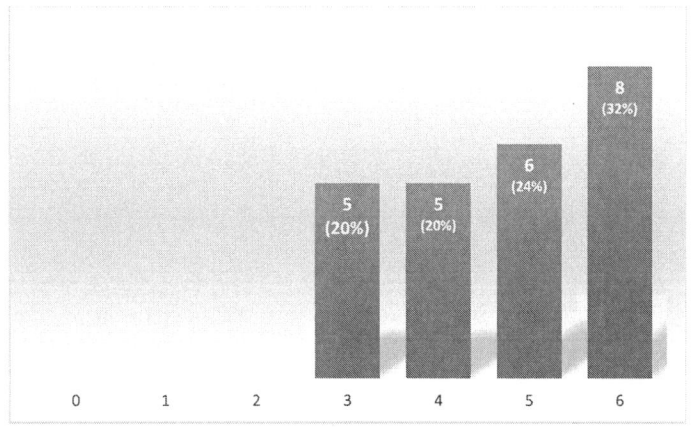

*Figura 12. Respuesta de la población a afirmación: "siento que trato con mucha
eficacia los problemas de mis pacientes"*

De los 25 participantes, a la afirmación : "siento que trato con mucha eficacia
los problemas de mis pacientes", han respondido:

- Nunca (0): 0 participantes (0%)
- Pocas veces al año o menos (1): 0 participantes (0%)
- Una vez al mes o menos (2): 0 participantes (0%)
- Unas pocas veces al mes(3): 5 participante (20%)
- Una vez a la semana (4):5 participantes (20%)
- Pocas veces a la semana (5):6 participante (24%)
- Todos los días (6): 8 participantes (32%)

El 32% de los participantes siente que a diario trata con mucha eficacia los
problemas de sus pacientes seguido de un 24% que manifiestan que esta situación
se presenta pocas veces a la semana.

La puntuación total de la población con respecto a esta afirmación es de 113
puntos con una puntuación media de 4,52.

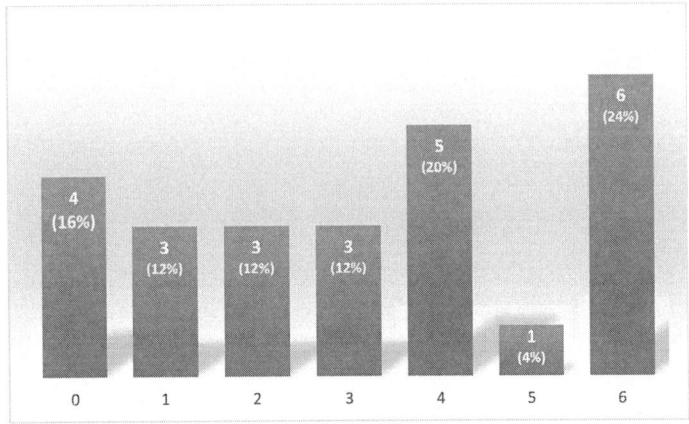

*Figura 13. Respuesta de la población a afirmación: "siento que mi trabajo me está
desgastando"*

De los 25 participantes, a la afirmación : "siento que mi trabajo me está
desgastando", han respondido:

- Nunca (0): 4 participantes (16%)
- Pocas veces al año o menos (1): 3 participantes (12%)
- Una vez al mes o menos (2): 3 participantes (12%)
- Unas pocas veces al mes(3): 3 participante (12%)
- Una vez a la semana (4):5 participantes (20%)
- Pocas veces a la semana (5):1 participante (4%)
- Todos los días (6): 6 participantes (24%)

El 24% de los participantes siente que su trabajo le está desgastando a diario
seguido de un 20% que afirman que esta situación se presenta una vez a la semana.

La puntuación total de la población con respecto a esta afirmación es de 79
puntos con una puntuación media de 3,16.

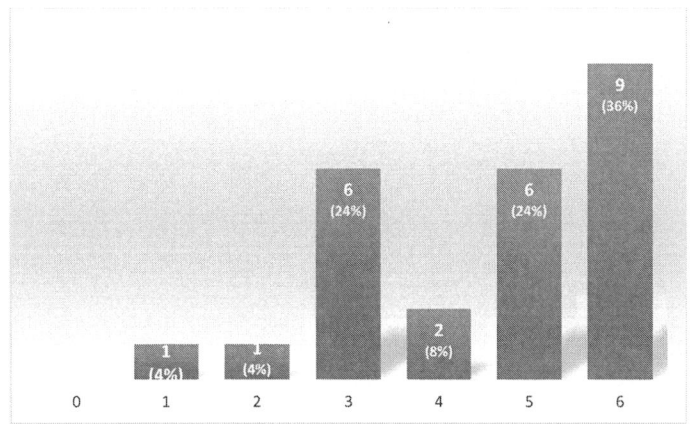

*Figura 14. Respuesta de la población a afirmación: "siento que estoy influyendo
positivamente en la vida de otras personas a través de mi trabajo"*

De los 25 participantes, a la afirmación : "siento que estoy influyendo
positivamente en la vida de otras personas a través de mi trabajo", han respondido:

- Nunca (0): 0 participantes (0%)
- Pocas veces al año o menos (1): 1 participante (4%)
- Una vez al mes o menos (2): 1 participante (4%)
- Unas pocas veces al mes(3): 6 participante (24%)
- Una vez a la semana (4): 2 participantes (8%)
- Pocas veces a la semana (5): 6 participante (24%)
- Todos los días (6): 9 participantes (36%)

El 36% de los participantes siente que a diario está influenciando positivamente
en la vida de otras personas seguido de un 24% que dicen que esta situación se
presenta pocas veces a la semana y otro 24% que afirma que se presenta unas pocas
veces al mes.

La puntuación total de la población con respecto a esta afirmación es de 113
puntos con una puntuación media de 4,52.

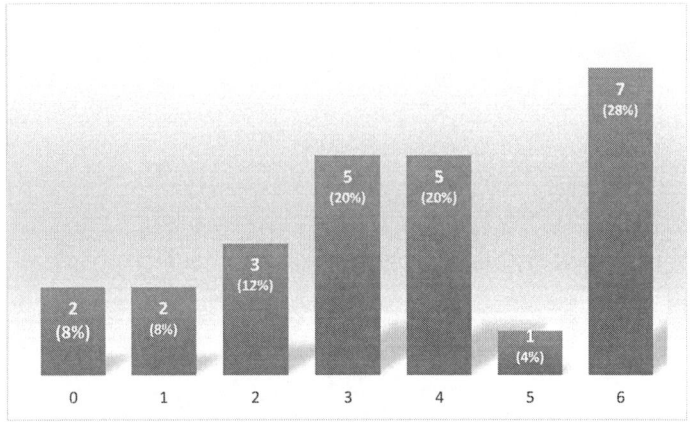

*Figura 15. Respuesta de la población a afirmación: "siento que me he hecho más
duro con la gente"*

De los 25 participantes, a la afirmación : "siento que me he hecho más duro con
la gente", han respondido:

- Nunca (0): 2 participante (8%)
- Pocas veces al año o menos (1): 2 participante (8%)
- Una vez al mes o menos (2): 3 participante (12%)
- Unas pocas veces al mes(3): 5 participante (20%)
- Una vez a la semana (4): 5 participantes (20%)
- Pocas veces a la semana (5): 1 participante (4%)
- Todos los días (6): 7 participantes (28%)

El 28% de los participantes siente a diario que se ha hecho más duro con la
gente seguido de un 20% que dicen sentir que se han hecho más duros con la gente
una vez a la semana y otro 20% unas pocas veces al mes.

La puntuación total de la población con respecto a esta afirmación es de 90
puntos con una puntuación media de 3,6.

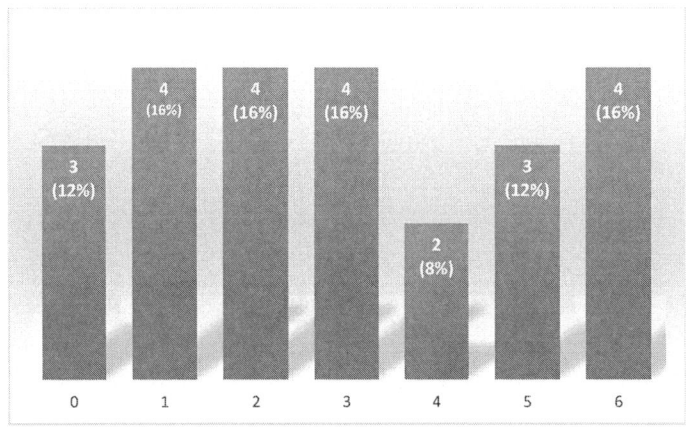

*Figura 16. Respuesta de la población a afirmación: "me preocupa que este trabajo
me esté endureciendo emocionalmente"*

De los 25 participantes, a la afirmación : "me preocupa que este trabajo me esté
endureciendo emocionalmente", han respondido:

- Nunca (0): 3 participante (12%)
- Pocas veces al año o menos (1): 4 participante (16%)
- Una vez al mes o menos (2): 4 participante (16%)
- Unas pocas veces al mes(3): 4 participante (16%)
- Una vez a la semana (4): 2 participantes (8%)
- Pocas veces a la semana (5): 3 participante (12%)
- Todos los días (6): 4 participantes (16%)

En referencia a si al participante le preocupa que el trabajo le esté endureciendo
emocionalmente, llama la atención que no hay una respuesta predominante ya que
un 16% afirma que le sucede pocas veces al año, un 16% que afirma que le sucede
una vez al mes, un 16% que refiere que le sucede unas pocas veces al mes y un 16%
que afirma que le sucede a diario.

La puntuación total de la población con respecto a esta afirmación es de 71
puntos con una puntuación media de 2,84.

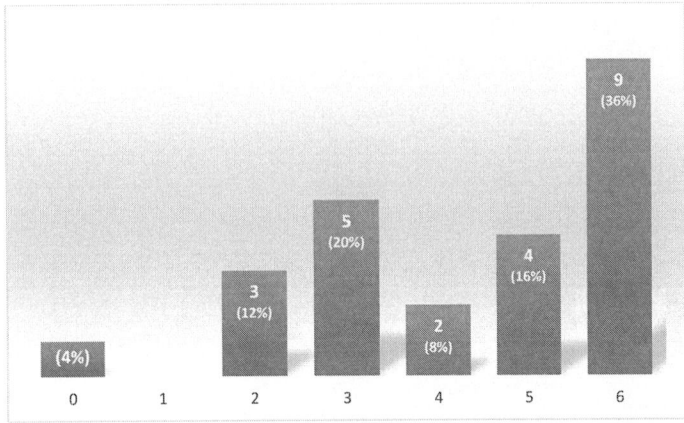

*Figura 17. Respuesta de la población a afirmación: "me siento con mucha energía
en mi trabajo"*

De los 25 participantes, a la afirmación : "me siento con mucha energía en mi
trabajo", han respondido:

- Nunca (0): 1 participante (4%)
- Pocas veces al año o menos (1): 0 participante (0%)
- Una vez al mes o menos (2): 3 participante (12%)
- Unas pocas veces al mes(3): 5 participante (20%)
- Una vez a la semana (4): 2 participantes (8%)
- Pocas veces a la semana (5): 4 participante (16%)
- Todos los días (6): 9 participantes (36%)

El 36% de los participantes se siente a diario con mucha energía en su trabajo
seguido de un 20% que dicen sentirse con mucha energía unas pocas veces al mes.

La puntuación total de la población con respecto a esta afirmación es de 103
puntos con una puntuación media de 4,12.

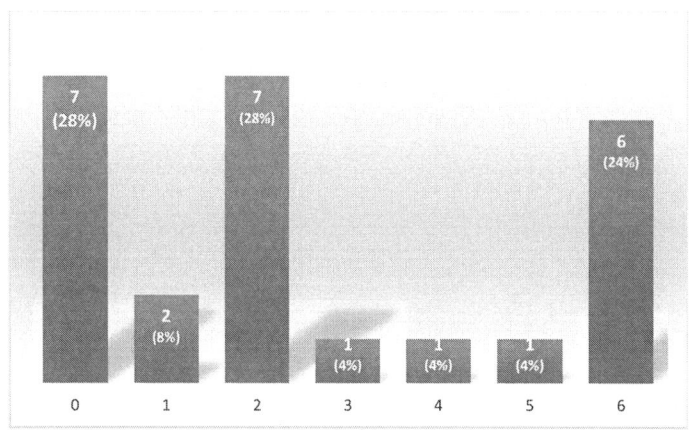

Figura 18. Respuesta de la población a afirmación: "me siento frustrado/a en mi trabajo"

De los 25 participantes, a la afirmación : "me siento frustrado/a en mi trabajo", han respondido:

- Nunca (0): 7 participante (28%)
- Pocas veces al año o menos (1): 2 participante (8%)
- Una vez al mes o menos (2): 7 participante (28%)
- Unas pocas veces al mes(3): 1 participante (4%)
- Una vez a la semana (4): 1 participantes (4%)
- Pocas veces a la semana (5): 1 participante (4%)
- Todos los días (6): 6 participantes (24%)

El 28% de los participantes se siente frustrado en su trabajo a su vez que un 28% que afirma sentirlo una vez al mes o menos.

La puntuación total de la población con respecto a esta afirmación es de 64 puntos con una puntuación media de 2,56.

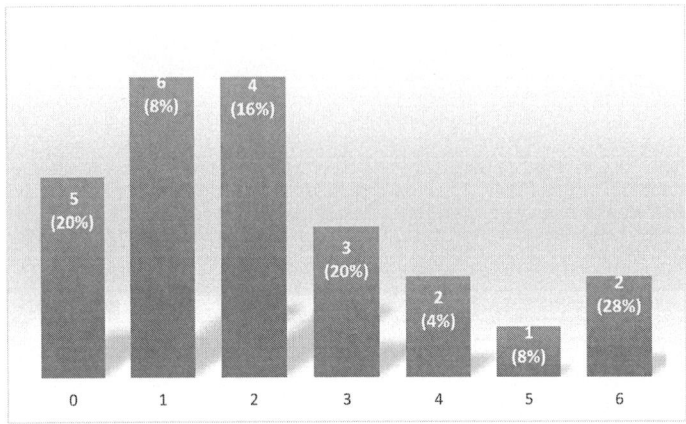

*Figura 19. Respuesta de la población a afirmación: "siento que estoy demasiado
tiempo en mi trabajo"*

De los 25 participantes, a la afirmación "siento que estoy demasiado tiempo en
mi trabajo", han respondido:

- Nunca (0): 5 participante (20%)
- Pocas veces al año o menos (1): 2 participante (8%)
- Una vez al mes o menos (2): 4 participante (16%)
- Unas pocas veces al mes(3): 5 participante (20%)
- Una vez a la semana (4): 0 participantes (0%)
- Pocas veces a la semana (5): 2 participante (8%)
- Todos los días (6): 7 participantes (28%)

El 28% de los participantes siente que está demasiado tiempo en su trabajo
seguido de un 20% que afirma que nunca ha percibido esta sensación así como un
20% que la nota unas pocas veces al mes.

La puntuación total de la población con respecto a esta afirmación es de 77
puntos con una puntuación media de 3,08.

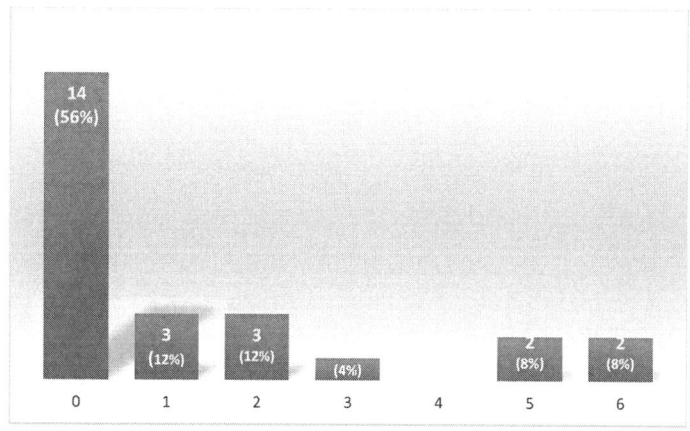

*Figura 20. Respuesta de la población a afirmación: "siento que realmente no me
importa lo que les ocurra a mis pacientes"*

De los 25 participantes, a la afirmación "siento que realmente no me importa lo
que les ocurra a mis pacientes", han respondido:

- Nunca (0): 14 participante (56%)
- Pocas veces al año o menos (1): 3 participante (12%)
- Una vez al mes o menos (2): 3 participante (12%)
- Unas pocas veces al mes(3): 1 participante (4%)
- Una vez a la semana (4): 0 participantes (0%)
- Pocas veces a la semana (5): 2 participante (8%)
- Todos los días (6): 2 participantes (8%)

El 56% de los participantes afirma que nunca ha sentido que realmente no le
importe lo que les ocurra a sus pacientes. Un 12% refiere que esto lo ha sentido
pocas veces al año o menos y así mismo con un 12%, lo han sentido una vez al mes
o menos.

La puntuación total de la población con respecto a esta afirmación es de 34
puntos con una puntuación media de 1.36.

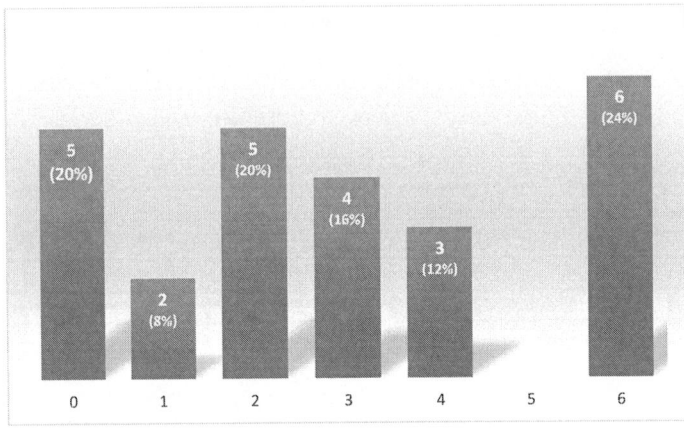

*Figura 21. Respuesta de la población a afirmación: "siento que trabajar en
contacto directo con la gente me cansa"*

De los 25 participantes, a la afirmación "siento que trabajar en contacto directo
con la gente me cansa", han respondido:

- Nunca (0): 5 participante (20%)
- Pocas veces al año o menos (1): 2 participante (8%)
- Una vez al mes o menos (2): 5 participante (20%)
- Unas pocas veces al mes(3): 4 participante (16%)
- Una vez a la semana (4): 3 participantes (12%)
- Pocas veces a la semana (5): 0 participante (0%)
- Todos los días (6): 6 participantes (24%)

El 24% de los participantes afirma que todos los días siente que trabajar en
contacto directo con la gente le cansa seguido llamativamente de un 20% que opina
totalmente lo contrario.

La puntuación total de la población con respecto a esta afirmación es de 72
puntos con una puntuación media de 2,88.

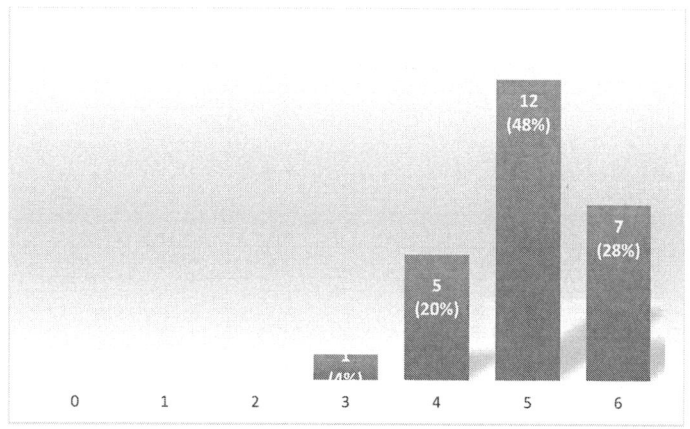

Figura 22. Respuesta de la población a afirmación: "Siento que puedo crear con
facilidad un clima agradable con mis pacientes".

De los 25 participantes, a la afirmación "Siento que puedo crear con facilidad un clima agradable con mis pacientes"., han respondido:

- Nunca (0): 0 participante (0%)
- Pocas veces al año o menos (1): 0 participante (0%)
- Una vez al mes o menos (2): 0 participante (0%)
- Unas pocas veces al mes(3): 1 participante (4%)
- Una vez a la semana (4): 5 participantes (20%)
- Pocas veces a la semana (5): 12 participante (48%)
- Todos los días (6): 7 participantes (28%)

El 48% de los participantes afirma que pocas veces a la semana siente que puede crear con facilidad un clima agradable con sus pacientes, seguido de un 28% que afirma poder crear un clima agradable a diario.

La puntuación total de la población con respecto a esta afirmación es de 125 puntos con una puntuación media de 5.

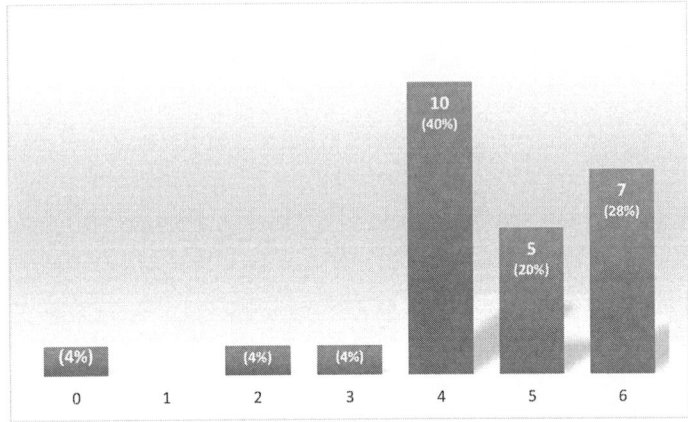

*Figura 23. Respuesta de la población a afirmación: "me siento estimado después
de haber trabajado íntimamente con mis pacientes"*

De los 25 participantes, a la afirmación "me siento estimado después de haber
trabajado íntimamente con mis pacientes", han respondido:

- Nunca (0): 1 participante (4%)
- Pocas veces al año o menos (1): 0 participante (0%)
- Una vez al mes o menos (2): 1 participante (4%)
- Unas pocas veces al mes(3): 1 participante (4%)
- Una vez a la semana (4): 10 participantes (40%)
- Pocas veces a la semana (5): 5 participante (20%)
- Todos los días (6): 7 participantes (28%)
  El 40% de los participantes refiere que una vez a la semana se siente estimado
  después de haber trabajado íntimamente con los pacientes seguido de un 28%
  que afirma sentirse así a diario.
  La puntuación total de la población en referencia a esta afirmación es de 112
  puntos con una puntuación media de 4,48.

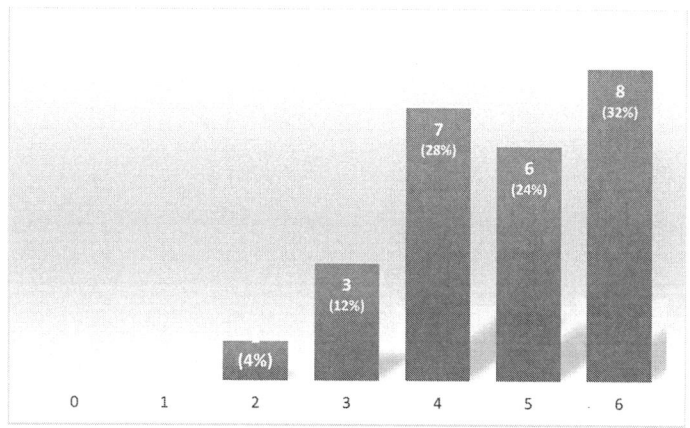

*Figura 24. Respuesta de la población a afirmación: "Creo que consigo muchas
cosas valiosas en este trabajo".*

De los 25 participantes, a la afirmación : "Creo que consigo muchas cosas valiosas
en este trabajo", han respondido:

- Nunca (0): 0 participante (0%)
- Pocas veces al año o menos (1): 0 participante (0%)
- Una vez al mes o menos (2): 1 participante (4%)
- Unas pocas veces al mes(3): 3 participante (12%)
- Una vez a la semana (4): 7 participantes (28%)
- Pocas veces a la semana (5): 6 participante (24%)
- Todos los días (6): 8 participantes (32%)

El 32% de los participantes refiere que todos los días cree conseguir muchas
cosas valiosas en el trabajo seguido de un 28% que afirma sentirse así una vez a la
semana.

La puntuación total de la población en referencia a esta afirmación es de 117
puntos con una puntuación media de 4,68.

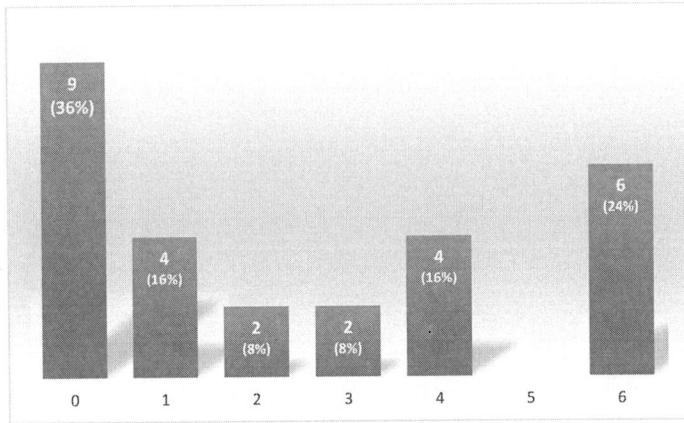

*Figura 25. Respuesta de la población a afirmación: "Me siento como si estuviera al
límite de mis posibilidades"*

De los 25 participantes, a la afirmación : "Me siento como si estuviera al límite
de mis posibilidades", han respondido:

- Nunca (0): 9 participante (36%)
- Pocas veces al año o menos (1): 4 participante (16%)
- Una vez al mes o menos (2): 2 participante (8%)
- Unas pocas veces al mes(3): 2 participante (8%)
- Una vez a la semana (4): 4 participantes (16%)
- Pocas veces a la semana (5): 0 participante (0%)
- Todos los días (6): 6 participantes (24%)

El 36% de los participantes refiere que nunca ha sentido como si estuviera al
límite de sus posibilidades aunque seguido de un 24% que si afirma sentirse al límite
de sus posibilidades.

La puntuación total de la población en referencia a esta afirmación es de 66
puntos con una puntuación media de 2,64.

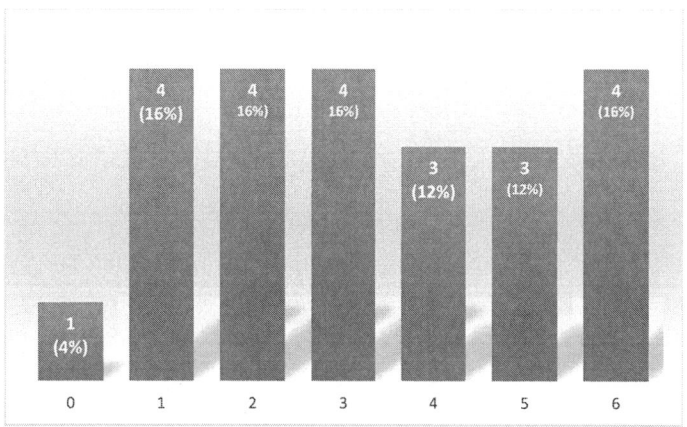

*Figura 26. Respuesta de la población a afirmación: "Siento que en mi trabajo los
problemas emocionales son tratados de forma adecuada"*

De los 25 participantes, a la afirmación : "Siento que en mi trabajo los problemas
emocionales son tratados de forma adecuada", han respondido:

- Nunca (0): 1 participante (4%)
- Pocas veces al año o menos (1): 4 participante (16%)
- Una vez al mes o menos (2): 4 participante (16%)
- Unas pocas veces al mes(3): 4 participante (16%)
- Una vez a la semana (4): 3 participantes (12%)
- Pocas veces a la semana (5): 3 participante (12%)
- Todos los días (6): 4 participantes (16%)

De forma llamativa el 16% de los participantes afirma que siente que en su
trabajo pocas veces al año o menos los problemas emocionales sin tratados de forma
adecuada, el 16% opinan que esta afirmación se presenta una vez al mes o menos,
otro 16% unas pocas veces al mes y otro 16% considera que todos los días se trata
de una forma adecuada,

La puntuación total de la población en referencia a esta afirmación es de 75
puntos con una puntuación media de 3.

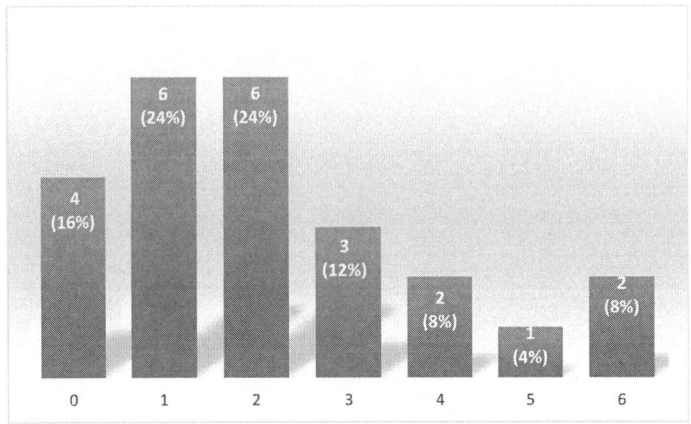

*Figura 27. Respuesta de la población a afirmación: "Me parece que los pacientes
me culpan de alguno de sus problemas".*

De los 25 participantes, a la afirmación "Me parece que los pacientes me culpan
de alguno de sus problemas", han respondido:

- Nunca (0): 4 participante (16%)
- Pocas veces al año o menos (1): 6 participante (24%)
- Una vez al mes o menos (2): 6 participante (24%)
- Unas pocas veces al mes(3): 3 participante (12%)
- Una vez a la semana (4): 2 participantes (8%)
- Pocas veces a la semana (5): 1 participante (4%)
- Todos los días (6): 2 participantes (8%)

El 24% de los participantes afirma que pocas veces al año o menos siente o le
parece que los pacientes le culpan de alguno de sus problemas y otro 24%
consideran que esto le sucede una vez al mes o menos.

La puntuación total de la población en referencia a esta afirmación es de 52
puntos con una puntuación media de 2,08.

7.3. Análisis de los datos

El análisis estadístico de los datos obtenidos de los 25 cuestionarios se realiza mediante el programa SPSS 22.

7.3.1. Ámbito de cansancio emocional.

- Dos de los participantes tiene una puntuación menor de 18.
- Seis de los participantes tienen una puntuación entre 19 y 26.
- Diecisiete de los participantes tiene una puntuación entre 27 y 54.
- Cinco participantes presentan una puntuación igual o mayor de 54.

De acuerdo a estos resultados, se determina que el 88% (22) de los participantes presentan datos de cansancio emocional. La puntuación media en este ámbito es de 38.16. El 68% de los participantes se catalogan con grado alto de *Burnout* en este ámbito y el 24% un grado medio de *Burnout*.

7.3.2. Ámbito de despersonalización.

- Cinco de los participantes presenta una puntuación menor de 8.
- Tres participantes tienen una puntuación entre 0 y 5.
- Ocho participantes tienen una puntuación entre 6 y 9.
- Catorce participantes presentan una puntuación entre 10 y 30.
- Ninguno de los participantes presenta una puntuación igual o mayor de 30.

El 80% (20) de los participantes presentar datos de despersonalización. La puntuación media en esta subescala es de 12.84. El 56% de los participantes se clasifican con un grado alto de *Burnout* en la esfera de despersonalización y otro 32% cumple criterios para un grado medio.

7.3.3. Ámbito de la realización personal.

- Ninguno de los participantes presenta una puntuación menor de 16.
- Doce participantes tienen una puntuación entre 0-33.
- Cuatro de los participantes presentan una puntuación entre 34 y 39.
- Nueve de los participantes puntúan entre 40-48.
- Tres de los participantes presenta una puntuación igual o mayor de 48.

El 48% (12) de los participantes presentan datos de baja realización personal. Es este ámbito la puntuación media fue de 34.84. El 52% restante consideran que su nivel de realización personal es adecuado.

7.3.4. Estadísticos descriptivos de la escala Maslach *Burnout* Inventory (MBI) aplicada a la población.

	Media	Mediana	Moda	Desviación estándar
Cansancio emocional	38.16	34	20	16.03
Despersonalización	12.84	11	9	6.51
Realización personal	34.84	34	48	8.15

Tabla 5. Estadísticos descriptivos de la escala MBI aplicada a la población.

7.3.5. Frecuencias en función del nivel de *Burnout*

	Grado	Frecuencia	Porcentaje
Cansancio emocional	Bajo	2	8
	Medio	6	24
	Alto	17	68
Despersonalización	Bajo	3	12
	Medio	8	32
	Alto	14	56
Realización personal	Bajo	12	48
	Medio	4	16
	Alto	9	36

Tabla 6. Frecuencias y porcentaje en función del nivel de Burnout.

7.3.6. Interpretación global de los resultados de la población

	Media	Porcentaje de participantes con Síndrome de *Burnout*	Grado de *Burnout* detectado
Cansancio emocional	38.16	88	Alto
Despersonalización	12.84	80	Alto
Realización personal	34.84	48	Medio

Tabla 7. Grado de Burnout en las 3 subescalas en la población estudiada.

Tras el análisis de los datos obtenidos tras la aplicación del cuestionario Maslach *Burnout* Inventory, se puede afirmar que el grupo de facultativos especialistas adjuntos del servicio de Urgencias, presenta síndrome de *Burnout* en un grado alto en consonancia con los hallazgos con el estudio de López y Bernal realizado en 2002 aunque en personal de enfermería. (46).

Del total de la población (25 facultativos especialistas adjuntos en Medicina Familiar y Comunitaria), el 68% presenta un grado alto de cansancio emocional, el 56%, un grado alto de despersonalización y un 48% de baja realización personal en consonancia con el estudio publicado en 2019 por Barquín et. Al (7) que evaluaba el síndrome de *Burnout* en urgencias donde se pueden observar niveles altos de *Burnout* aunque en porcentajes inferiores a los hallados en nuestro estudio. Comparando los datos sociodemográficos de nuestra población con la de dicho estudio podemos observar como la proporción hombre mujer son similares, así como la edad media, el estado civil y el tiempo trabajado. En dicho estudio, los facultativos con contrato eventual, interino y con plaza en propiedad son equitativos, situación que no se presenta en nuestra población donde predomina el contrato interino, situación que puede generar influencia en los datos de *Burnout* ante la inestabilidad de la situación laboral.

En cuanto a la afectación por esferas, la media de cansancio emocional es bastante más superior con una puntación de 38,16 frente a 17,52, así mismo la media de despersonalización es superior (12,84 frente a 8,89) y una media de realización personal discretamente menor (34,84 frente a 35,83). En nuestro estudio la subescala más afectada es el cansancio emocional en contraste con la subescala de despersonalización como lo refleja dicho estudio (7), lo cual puede ser justificado ante la población estudiada en dicho estudio que incluye diferentes tipos de personal sanitario de urgencias.

En un estudio realizado por González donde evaluaba en síndrome de *Burnout* en los profesionales de urgencias de atención hospitalaria en Asturias (36), observamos como su población muestra una superioridad de mujeres (62.77%) en comparación con la nuestra donde la proporción hombre-mujer es similar. En lo que se refiere a la edad la media de edad en dicho estudio es superior (45,64 frente a 37,68). Como lo hemos mencionado previamente, el estado civil "casado" predomina en un 68% en los dos estudios.

En lo que se refiere a la esfera del Sindrome de *Burnout* más afectada, llama la atención que el cansancio emocional es la dimensión más afectada contrario a los resultados de González Mallada(36) quien destaca la despersonalización como la más afectada dentro de la población que estudió, aunque el 26.28% de los participantes en dicho estudio presentan niveles altos de agotamiento emocional, cifras mucho más baja en comparación con la de nuestra población (68%).

Tras la valoración de los datos obtenidos y la comparativa con otros estudios con objetivos similares aunque con estudio de una población más amplia, vemos como la incidencia de Sindrome de *Burnout* es muy elevada, dejando en evidencia la alta vulnerabilidad de la población estudiada, lo cual no solo repercute en la salud mental y física del facultativo sino en los demás colectivos con los que a diario trabaja además y desde luego con las probables consecuencias en la eficiencia y calidad de atención al paciente.

8. Planificación preventiva

FACTOR DE RIESGO	MEDIDA A ADOPTAR	FECHA DE INICIO DE MEDIDA	FECHA FIN DE MEDIDA	RESPONSABLE
Agotamiento secundario al trabajo	- Establecimiento de jornada de 35 horas semanales.	Septiembre de 2024	Septiembre de 2025	Coordinador médico bases Gerencia 061
	-Asignación de refuerzo de personal médico en las guardias de sábado, domingo y festivos.	Septiembre de 2024	Septiembre de 2025	Coordinador médico bases Gerencia 061
MEDIDA A ADOPTAR	**FECHA DE INICIO DE MEDIDA**	**FECHA FIN DE MEDIDA**	**RESPONSABLE**	
-Reparto equitativo de residentes de Medicina Familiar.	Septiembre de 2024	Septiembre de 2025	Coordinador de docencia del SUAP	
- Optimización física de los espacios comunes y de	Septiembre de 2024	Septiembre de 2025	Gerencia 061	

	descanso del SUAP.			
Insensibilidad con el paciente	-Reunión mensual del coordinador de base con sus médicos y a su vez con la gerencia del 061 para verificación de cumplimiento de medidas y efectividad de las mismas.	Septiembre de 2024	Septiembre de 2025	Coordinador médico bases Gerencia 061
	MEDIDA A ADOPTAR	**FECHA DE INICIO DE MEDIDA**	**FECHA FIN DE MEDIDA**	**RESPONSABLE**
	-Apoyo psicológico prioritario para el personal sanitario ante situaciones de alto estrés con repercusión funcional.	Septiembre de 2024	Septiembre de 2025	Coordinador médico bases Gerencia 061

	MEDIDA A ADOPTAR	FECHA DE INICIO DE MEDIDA	FECHA FIN DE MEDIDA	RESPONSABLE
	- Disminuir la sobrecarga laboral con el establecimiento de jornada de 35 horas semanales e implantación del refuerzo en los días festivos.	Septiembre de 2024	Septiembre de 2025	Gerencia 061 Servicio Murciano de Salud
Desrealización personal	- Proporcionar acceso prioritario a los servicios de apoyo psicológico y terapia para los trabajadores.	Septiembre de 2024	Septiembre de 2025	Gerencia 061
	-Fomentar la conciliación laboral con la vida familiar.	Septiembre de 2024	Septiembre de 2025	Coordinador médico bases Gerencia 061

53

MEDIDA A ADOPTAR	FECHA DE INICIO DE MEDIDA	FECHA FIN DE MEDIDA	RESPONSABLE
-Actividades lúdicas en las jornadas de libranza que permitan la integración de los diferentes estamentos sanitarios que permitan intercambio de opiniones y experiencias y promover factores protectores.	Septiembre de 2024	Septiembre de 2025	Coordinador médico bases Coordinador de enfermería (responsable de enfermería, técnicos sanitarios y celadores)
- Reconocimiento equitativo y de los logros académicos y laborales del personal médico por medio de recompensa económica mensual a través de la figura establecida por el Servicio	Septiembre de 2024	Septiembre de 2025	Gerencia 061 Servicio Murciano de Salud

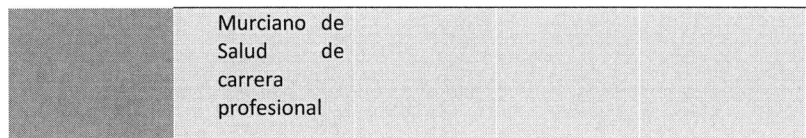

	Murciano de		
	Salud de		
	carrera		
	profesional		

*Tabla 8. Planificación preventiva del síndrome de Burnout del personal médico
de urgencias de Atención Primaria.*

9. Conclusiones

1. El personal médico de los servicios de urgencias de Atención presenta síndrome de *Burnout* en un grado alto, de acuerdo con los resultados obtenidos tras la aplicación de la escala MBI.
2. El personal médico de los servicios de urgencias presenta síndrome de *Burnout* en un grado alto, de acuerdo con los resultados obtenidos tras la aplicación de la escala MBI.
3. El principal ámbito afectado del personal médico de los servicios de urgencias de Atención Primaria afectado por el Síndrome de *Burnout* es el cansancio emocional.
4. El segundo ámbito afectado del personal médico de los servicios de urgencias de Atención Primaria afectado por el Síndrome de *Burnout* es la despersonalización.
5. El 88% del personal médico de los servicios de urgencias de Atención primaria presenta datos de cansancio emocional.
6. El 80% del personal médico de los servicios de urgencias de Atención primaria presenta datos de despersonalización.
7. El 48% del personal médico de los servicios de urgencias presenta datos de baja realización personal.

9.1. Limitaciones del estudio

- Destaca el número de participantes, ya que aunque corresponde al total de los médicos de un servicio de urgencias, la información obtenida no implicó a todas las profesiones del centro de urgencias de Atención Primaria. Así mismo, en la población de este estudio se excluyó al personal médico especialista en formación, cuyas características demográficas y laborales pueden generar variabilidad en los resultados obtenidos.
- En lo referente a la comparación de datos, no existen muchos estudios que involucren la población medica de urgencias de Atención Primaria, pues casi siempre incluyen los demás estamentos profesionales (enfermero, técnico sanitario, celador) y personal en formación.

- La estructura del estudio y forma de realización, no permite establecer relaciones de causa-efecto de los factores analizados. Para la obtención de información con mayor relevancia científica podría estructurarse un estudio prospectivo.

9.2. Líneas futuras de investigación.

- Basados en los datos actuales, estructurar un estudio prospectivo de esta misma población, con el fin de determinar la evolución de los hallazgos tras a implantación de las medidas sugeridas.
- Estructurar estudios con un número significativo de participantes, que incluyan el personal de urgencias de Atención Primaria de la región y posteriormente a nivel nacional para conocer la situación general de este colectivo y adoptar medidas para disminuir o evitar el Sindrome de *Burnout* (de obtener datos similares a los presentes en dicho estudio).

10. Referencias bibliográficas

1. Miret C, Martínez Larrea A. El profesional en urgencias y emergencias: agresividad y *Burnout*. An Sist Sanit Navar. 2010;33:193-201.

2. Navarro-González D, Ayechu-Díaz A, Huarte-Labiano I. Prevalencia del síndrome del Burnout y factores asociados a dicho síndrome en los profesionales sanitarios de Atención Primaria. SEMERGEN - Med Fam. 1 de mayo de 2015;41(4):191-8.

3. de Pablo González R, Suberviola González JF. Prevalencia del síndrome de *Burnout* o desgaste profesional en los médicos de atención primaria. Aten Primaria. 30 de noviembre de 1998;22(9):580-4.

4. Valdivieso Maggi JA, Noroña Salcedo DR, Vega Falcón V. Síndrome de *Burnout* en personal de atención a urgencias médicas durante la pandemia de covid-19. Rev Investig Talent. 2021;8(1):93-100.

5. Saborío Morales L, Hidalgo Murillo LF. Síndrome de *Burnout*. Med Leg Costa Rica. marzo de 2015;32(1):119-24.

6. 2010年世界卫生报告 [Internet]. [citado 12 de junio de 2024]. Disponible en: https://www.who.int/es/director-general/speeches/detail/the-world-health-report-2010

7. Barquín Rodríguez FI, Gomis Coloma AM. Síndrome de *Burnout* en Urgencias. Rev Psicol Salud. 2019;7(1):306-32.

8. Julián-Jiménez A, Lizcano-Lizcano A, Carrasco-Vidoz CA, Estébanez-Seco S. Residentes, guardias en el servicio de Urgencias y síndrome de *Burnout*. An Sist Sanit Navar. diciembre de 2015;38(3):453-5.

9. Parra Cotanda C, Trenchs Sainz de la Maza V, Luaces Cubells C. *Burnout* en los pediatras de urgencias. An Pediatría. 1 de septiembre de 2020;93(3):200-2.

10. Schaufeli WB, Martínez IM, Pinto AM, Salanova M, Bakker AB. *Burnout* and Engagement in University Students: A Cross-National Study. J Cross-Cult Psychol. 1 de septiembre de 2002;33(5):464-81.

11. Mendieta MIH. Estrés y salud [Internet]. Promolibro; 1997 [citado 15 de junio de 2024]. Disponible en: https://dialnet.unirioja.es/servlet/libro?codigo=767245

12. Garnés Ros AF. Desgate laboral (*Burnout*) en médicos de urgencias de hospitales [Internet] [http://purl.org/dc/dcmitype/Text]. Universidad Miguel Hernández de Elche; 1999 [citado 19 de febrero de 2024]. Disponible en: https://dialnet.unirioja.es/servlet/tesis?codigo=143889

13. Universidad Pedagógica Nacional, Hederich-Martínez C. Validación del cuestionario Maslach *Burnout* Inventory-Student Survey (MBI-SS) en contexto académico colombiano. CES Psicol. 2016;9(1):1-15.

14. Síndrome de *Burnout* en médicos docentes de un hospital de 2.° nivel en México | Educación Médica [Internet]. [citado 19 de febrero de 2024]. Disponible en: https://www.elsevier.es/es-revista-educacion-medica-71-articulo-sindrome-*Burnout*-medicos-docentes-un-S1575181316301279

15. ConSalud.es [Internet]. 2022 [citado 19 de febrero de 2024]. Síndrome de *Burnout* en médicos de Urgencias. Disponible en: https://www.consalud.es/profesionales/medicina/mas-60-medicos-urgencias-tiene-menos-sintoma-*Burnout*_115311_102.html

16. Escribà-Agüir V, Artazcoz L, Pérez-Hoyos S. Efecto del ambiente psicosocial y de la satisfacción laboral en el síndrome de *Burnout* en médicos especialistas. Gac Sanit. agosto de 2008;22(4):300-8.

17. García-Molina C, Satorres-Pérez M, Crespo-Mateos AP, Quesada Rico JA, García-Soriano L, Carrascosa-Gonzalvo S, et al. Prevalencia del síndrome de *Burnout* en profesionales de medicina y enfermería de Atención Primaria en centros de salud acreditados para Formación Sanitaria Especializada de dos áreas de salud de Alicante. Rev Clínica Med Fam. 2022;15(1):35-9.

18. http://dspace.umh.es/bitstream/11000/7295/1/TFM_Almela%20Martinez_Alexandra.pdf [Internet]. [citado 31 de mayo de 2024]. Disponible en:

http://dspace.umh.es/bitstream/11000/7295/1/TFM_Almela%20Martinez_Alexan dra.pdf

19. Fernández Martínez O, Hidalgo Cabrera C, Martín Tapia S, Moreno Suárez S, García del Río García B. *Burnout* en médicos residentes que realizan guardias en un servicio de urgencias. Emerg Rev Soc Esp Med Urgenc Emerg. 2007;19(3):116-21.

20. Barrios Casas S, Paravic Klijn T. Aplicación del modelo de violencia laboral de Chappell y Di Martino adaptado al usuario hospitalizado. Aquichan. 2011;11(1):77-93.

21. Chappell D, Martino VD, Office IL. Violence at Work. International Labour Organization; 2006. 390 p.

22. Cervantes G, Cantera L, Blanch J. Violencia hacia profesionales de la salud en su lugar de trabajo. Incidentes violentos notificados por internet en Catalunya entre 2005 y 2007: Resultados de un estudio piloto. Arch Prev Riesgos Labor. 1 de enero de 2008;11:14-9.

23. Martínez Pérez A. El síndrome de *Burnout*: evolución conceptual y estado actual de la cuestión. Vivat Acad. 2010;(112):4.

24. Aceves GAG. Síndrome de *Burnout*. Arch neurociencias; 2006;11(4).

25. Luna JMR. Síndrome de "Burn Out" ¿El médico de urgencias incansable? Rev Mex Med Urgenc. 2002;1(2):48-56.

26. Buendía J. Empleo, estrés y salud. Pirámide; 2001. 228 p.

27. Scribd [Internet]. [citado 27 de mayo de 2024]. Encuesta de Maslach *Burnout* Inventory | PDF. Disponible en: https://es.scribd.com/doc/236603848/Encuesta-de-Maslach-*Burnout*-Inventory

28. Maslach C, Jackson S, Leiter M. The Maslach *Burnout* Inventory Manual. En: Evaluating Stress: A Book of Resources. 1997. p. 191-218.

29. Pines A, Aronson E. Career *Burnout*: Causes and cures. New York, NY, US: Free Press; 1988. xiv, 257 p. (Career *Burnout*: Causes and cures).

30. Validez factorial de la adaptación al español del Maslach *Burnout* Inventory-General Survey [Internet]. [citado 15 de junio de 2024]. Disponible en: https://www.scielo.org.mx/scielo.php?script=sci_arttext&pid=S0036-36342002000100005

31. http://www.javiermiravalles.es/sindrome%20*Burnout*/Cuestionario%20de%20 Maslach%20*Burnout*%20Inventory.pdf [Internet]. [citado 19 de febrero de 2024]. Disponible en: http://www.javiermiravalles.es/sindrome%20*Burnout*/Cuestionario%20de%20Mas lach%20*Burnout*%20Inventory.pdf

32. Ramos F, Campos FR. El síndrome de *Burnout*. UNED-FUE; 1999. 158 p.

33. Peiró Silla JM, Salvador A. Control del estrés laboral [Internet]. EUDEMA Universidad; 1993 [citado 16 de junio de 2024]. Disponible en: https://dialnet.unirioja.es/servlet/libro?codigo=193068

34. Gil-Monte PR. Validez factorial de la adaptación al español del Maslach *Burnout* Inventory-General Survey. Salud Pública México. enero de 2002;44(1):33-40.

35. Freedy JR, Hobfoll SE. Stress inoculation for reduction of *Burnout*: A conservation of resources approach. Anxiety Stress Coping Int J. 1994;6(4):311-25.

36. González Mallada C. Síndrome Burnout en los profesionales de medicina de urgencias de atención hospitalaria de Asturias [Internet] [master thesis]. 2017 [citado 19 de febrero de 2024]. Disponible en: https://digibuo.uniovi.es/dspace/handle/10651/43450

37. Valverde S, Silvia G. *Burnout* en el servicio de emergencia de un hospital. Horiz Méd Lima. enero de 2019;19(1):67-72.

38. Fuente Rodríguez A de la, Fernández Lerones MJ. Servicio de urgencias de Atención Primaria: síndrome de desgaste profesional, un riesgo laboral. Rev Soc Esp Med Segur Trab. 2010;5(3):129-42.

39. Ocronos RM y de E. Ocronos - Editorial Científico-Técnica. 2021 [citado 19 de febrero de 2024]. ▷ Síndrome de *Burnout* en profesionales sanitarios de urgencias extrahospitalarias. Lecciones postpandemia. Disponible en: https://revistamedica.com/*Burnout*-sanitarios-urgencias-extrahospitalarias/

40. Gerencia 061 - Red Asistencial del SMS [Internet]. [citado 13 de septiembre de 2022]. Disponible en: http://www.serviciomurcianodesalud.es/061murcia

41. Murcia C de SR de. Murciasalud. El portal sanitario de la Región de Murcia [Internet]. [citado 25 de abril de 2022]. Disponible en: http://www.murciasalud.es/seccion.php?idsec=46

42. Murcia C de SR de. Murciasalud. Servicio de Planificación y Financiación Sanitaria. Mapa sanitario [Internet]. [citado 13 de agosto de 2022]. Disponible en: http://www.murciasalud.es/pagina.php?id=154053

43. Murcia C de SR de. Murciasalud. Servicio de Planificación y Financiación Sanitaria. Población y mapa sanitario [Internet]. [citado 25 de mayo de 2022]. Disponible en: http://www.murciasalud.es/pagina.php?id=154054

44. Murcia C de SR de. Murciasalud. Centros Sanitarios [Internet]. [citado 23 de mayo de 2022]. Disponible en: http://www.murciasalud.es/caps.php?op=mostrar_area&id_area=1&idsec=6

45. Formación Sanitaria Especializada [Internet]. [citado 3 de julio de 2024]. Disponible en: https://fse.mscbs.gob.es/fseweb/view/index.xhtml

46. López-Soriano F, Bernal L. Prevalencia y factores asociados con el síndrome de *Burnout* en enfermería de atención hospitalaria. Rev Calid Asist. 1 de enero de 2002;17(4):201-5.

11. Anexos

10.1. Anexo 1: Test Maslach *Burnout* Inventory (MBI)

Test Maslach Burnout Inventory (MBI)								
1	Me siento emocionalmente agotado por mi trabajo	0	1	2	3	4	5	6
2	Me siento cansado al final de una jornada laboral	0	1	2	3	4	5	6
3	Me siento fatigado cuando me levanto por la mañana y me enfrento a otra jornada laboral	0	1	2	3	4	5	6
4	Comprendo fácilmente cómo se sienten los pacientes/usuarios	0	1	2	3	4	5	6
5	Creo que trato a algunos pacientes/usuarios como objetos impersonales	0	1	2	3	4	5	6
6	Trabajar todo el día con mucha gente es un esfuerzo	0	1	2	3	4	5	6
7	Trato muy eficazmente los problemas personales	0	1	2	3	4	5	6
8	Me siento quemado por mi trabajo	0	1	2	3	4	5	6
9	Creo que estoy influyendo positivamente con mi trabajo en las vidas de otras personas	0	1	2	3	4	5	6
10	Me he vuelto más insensible con la gente desde que ejerzo esta profesión	0	1	2	3	4	5	6
11	Me preocupa el hecho de que este trabajo me esté endureciendo emocionalmente	0	1	2	3	4	5	6
12	Me siento muy activo	0	1	2	3	4	5	6
13	Me siento frustrado en mi trabajo	0	1	2	3	4	5	6
14	Creo que estoy trabajando demasiado	0	1	2	3	4	5	6
15	En realidad, no me preocupa lo que ocurre a alguno de mis pacientes/usuarios	0	1	2	3	4	5	6
16	Trabajar directamente con las personas me produce estrés	0	1	2	3	4	5	6
17	Me siento estimulado después de trabajar en contacto con mis pacientes	0	1	2	3	4	5	6
18	Puedo crear fácilmente una atómsfera relajada con mis pacientes	0	1	2	3	4	5	6
19	He conseguido muchas cosas útiles en mi profesión	0	1	2	3	4	5	6
20	Me siento acabado	0	1	2	3	4	5	6
21	Trato los problemas emocionales con mucha calma en mi trabajo	0	1	2	3	4	5	6
22	Siento que los pacientes/usuarios me culpan por algunos de sus problemas	0	1	2	3	4	5	6

- 0 = Nunca
- 1 = Pocas veces al año o menos
- 2 = Una vez al mes o menos
- 3 = Unas pocas veces al mes o menos
- 4 = Una vez a la semana
- 5 = Pocas veces a la semana
- 6 = Todos los días